临床诊疗指南与技术操作规范

计划生育分册

（2017修订版）

中华医学会计划生育学分会　编著

U0391838

人民卫生出版社

图书在版编目(CIP)数据

临床诊疗指南与技术操作规范.计划生育分册/中华医学会计划生育学分会编著.—北京:人民卫生出版社,2017

ISBN 978-7-117-24313-1

Ⅰ.①临⋯ Ⅱ.①中⋯ Ⅲ.①计划生育-外科手术-指南②计划生育-外科手术-技术操作规程 Ⅳ.①R4

中国版本图书馆 CIP 数据核字(2017)第 059572 号

人卫智网	www.ipmph.com	医学教育、学术、考试、健康,购书智慧智能综合服务平台
人卫官网	www.pmph.com	人卫官方资讯发布平台

临床诊疗指南与技术操作规范
计划生育分册

编　　著:中华医学会计划生育学分会
出版发行:人民卫生出版社(中继线 010-59780011)
地　　址:北京市朝阳区潘家园南里 19 号
邮　　编:100021
E - mail:pmph @ pmph.com
购书热线:010-59787592　010-59787584　010-65264830
印　　刷:北京铭成印刷有限公司
经　　销:新华书店
开　　本:787×1092　1/16　印张:10
字　　数:219 千字
版　　次:2017 年 4 月第 1 版　2024 年 6 月第 1 版第 8 次印刷
标准书号:ISBN 978-7-117-24313-1/R·24314
定　　价:48.00 元

打击盗版举报电话:010-59787491　E-mail:WQ @ pmph.com
(凡属印装质量问题请与本社市场营销中心联系退换)

临床诊疗指南与技术操作规范
——计划生育分册

编著者名单

主　编　李　坚

副主编　熊承良　黄丽丽　黄紫蓉　顾向应

主　审　范光升　程利南　雷贞武　陈振文　吴尚纯

编　者　（以姓氏笔画为序）

于晓兰　　北京大学第一医院

王建梅　　天津医科大学第二医院

方爱华　　中国福利会国际和平妇幼保健院

石秀文　　山西省妇幼保健院

刘欣燕　　中国医学科学院北京协和医院

李　坚　　首都医科大学附属北京妇产医院

杨　清　　中国医科大学附属盛京医院

杨　菁　　武汉大学人民医院

吴伟雄　　广州市计划生育科学技术研究所

谷翊群　　国家卫生和计划生育委员会科学技术研究所

陆品红　　江苏省人民医院

顾向应　　天津医科大学总医院

黄丽丽　　浙江大学医学院附属妇产科医院

黄紫蓉　　复旦大学妇产科医院

董白桦　　山东大学齐鲁医院

熊承良　　华中科技大学同济医学院计划生育研究所

秘　书　于晓兰

前　言

　　自2001年开始,原卫生部委托中华医学会组织编写《临床诊疗指南》与《临床技术操作规范》,中华医学会计划生育学分会分别于2004年和2005年首次编写出版了计划生育专业技术常规《临床技术操作规范——计划生育学分册》和《临床诊疗指南——计划生育分册》。在过去的十几年中,技术常规对于提升计划生育专项技术服务的医务工作者和管理者的素质、提高技术服务质量、降低手术并发症、保障受术者安全等发挥重要作用,同时也为临床医疗技术评审提供了参考。

　　随着时间的迁移,学科间的专业分化、交叉与渗透趋于显著,对病症的预防、诊治、转归、保健康复的认知不断深入,高新技术的发展和应用,临床新技术不断涌现。计划生育学以及相关专业领域随之获得了飞跃式发展,许多新的科研成果、诊治方法、适宜技术及新的药具出现和日趋成熟。同时随着社会的发展和变化,医疗格局及技术服务模式也在改变,社会的发展和政策的转换,医学标准的更新和疾病谱的变化,从单纯的人口控制到计划生育和生殖健康全程服务的推进,对计划生育技术服务提出了新的和更高的要求。

　　受国家卫生计生委妇幼健康服务司委托,中华医学会计划生育学分会组织国内数十位长期从事计划生育学以及相关专业领域研究和临床服务的学者、专家和医教研骨干历时一年余,完成了《临床诊疗指南与技术操作规范——计划生育分册》(2017修订版)的编写工作。本书汲取国内外相关学科研究成果和技术常规、WHO及权威学术机构和组织的技术指南、服务模式,结合12年来我国计划生育专业临床和医疗管理的实践与认知,力求具有学术发展的代表性,并体现专业技术进步;在科学性、权威性、全面性的基础上,力求循证与实践结合,突出其实用性、通用性,同质性的特点。

　　依法依规提供计划生育技术服务是落实计划生育基本国策的关键和保障。本书的出版必将不断推动新形势下计划生育技术服务工作法制化、科学化、规范化,提高计划生育技术服务医务人员技能,提升计划生育技术服务质量和水平,确保医疗和技术服务安全,提供更加优质的技术服务。

　　《临床诊疗指南与技术操作规范——计划生育分册》(2017修订版)作为技术服务遵循的规范和管理依据、临床工作的工具书以及技术培训教材,必将在应用实践中,随着我们对事物的认知和经验的积累,不断地更趋完善。

　　在本书出版之际,衷心感谢国家卫生计生委妇幼健康服务司能委以重任于中华医学会计划生育学分会,并在编写过程中给予了全方位的大力支持,并提出了指导性的建议。同时对于各位专家为此次再版付出的努力表示崇高的敬意和谢意。

中华医学会计划生育学分会　李　坚

2017年4月

目　录

第一章　宫内节育器具

宫内节育器具(IUC),是我国育龄妇女使用最多的避孕方法。包括:宫内节育器(IUD)及宫内节育缓释器具(IUS),具有安全、高效、长效、可逆、简便、经济和不影响性生活等优点,可长期使用,取出后生育力即可恢复。为了提高 IUC 避孕效果,降低其常见的出血、疼痛等不良反应,IUC 的种类从最初的惰性 IUD 到 20 世纪 70 年代研制出的活性 IUD,以及之后的含有甾体激素的 IUS,不断改进发展。目前主要使用的 IUC 包括:释放铜离子的带铜 IUD、释放孕激素 IUS 以及同时带有吲哚美辛和铜 IUD(仅为我国应用)。

第一节　宫内节育器具放置

【适应证】

1. 育龄妇女自愿要求放置 IUC 且无禁忌证者。

2. 用于要求紧急避孕并愿意继续以 IUD 避孕且无禁忌证者。

【禁忌证】

1. **绝对禁忌证**

(1)妊娠或可疑妊娠者。

(2)生殖器官炎症,如阴道炎、急性或亚急性宫颈炎、急慢性盆腔炎、性传播感染等,未经治疗及未治愈者。

(3)3 个月以内有月经频发、月经过多(左炔诺孕酮-IUS 除外)或不规则阴道出血者。

(4)子宫颈内口过松、重度撕裂(固定式 IUD 例外)及重度狭窄者。

(5)子宫脱垂Ⅱ度以上者。

(6)生殖器官畸形,如子宫纵隔、双角子宫、双子宫者。

(7)子宫腔深度 <5.5cm,>9cm 者(人工流产时、正常阴道分娩及剖宫产后例外)。

(8)人工流产后子宫收缩不良、出血多,有妊娠组织物残留或感染可能者。

(9)阴道分娩时或剖宫产时胎盘娩出后存在潜在感染或出血可能者。

(10)合并各种较严重的全身急、慢性疾患者。

(11)伴有铜或相关药物过敏史者。

2. **相对禁忌证**

(1)产后 42 天后,如恶露未净或会阴伤口未愈者,应暂缓放置。

(2)葡萄胎史未满 2 年者慎用。

(3)有严重痛经者慎用[左炔诺孕酮-IUS 及含吲哚美辛(消炎痛)IUD 例外]。

（4）生殖器官肿瘤，如子宫肌瘤、卵巢肿瘤等慎用。

（5）中度贫血，Hb < 90g/L 者慎用（左炔诺孕酮-IUS 例外）。

（6）有异位妊娠史者慎用。

【放置时机】

1. 非孕期，月经期第 3 天起至月经干净后 7 天内均可放置。含铜 IUD 选择月经干净后 3 ~ 7 天，左炔诺孕酮-IUS 多选择月经期放置。月经干净后应禁房事。

2. 月经延期或哺乳期闭经者，应在排除妊娠后放置。

3. 人工流产负压吸宫术和钳刮术后、中期妊娠引产流产后 24 小时内清宫术后可即时放置。早孕期药物流产当天胎囊排出后立即清宫后亦可立即放置。

4. 自然流产正常转经后、药物流产恢复 2 次正常月经后择期放置。

5. 剖宫产或阴道正常分娩胎盘娩出后即时放置。

6. 产后 42 天恶露已净，子宫恢复正常者。根据会阴伤口和剖宫产瘢痕愈合情况选择放置。

7. 带铜 IUD 用于紧急避孕，不受月经周期时间限制，需在无保护性交后 5 天内放置。

注：根据美国 CDC 产后避孕的医学标准、英国 NICE LARC 指南及 WHO 医学选用标准和计划生育服务提供者手册，IUC 放置时间均可在产后 4 周以后（包括剖宫产）。

【IUC 选择】

几种国内生产的 IUD 在月经后放置的参考值见表 1-1，不包括仅有一种型号（大小）的 IUD。

表 1-1 部分 IUD 型号选择（参考值）

IUD 种类	宫腔深度（cm）				建议使用年限（年）
	5.5 ~	6.0 ~	7.0 ~	7.5 ~ 9.0	
宫铜型节育器	20	22	22 或 24	24	10 ~ 15
TCu 220C	28	28	30	32	10 ~ 15
TCu 380A	28	28	32	32	10 年以上
MCu 375 母体乐	短杆型	短杆型	短杆或标准型	标准型	5 ~ 8
活性环形节育器	20	20 或 21	21	21 或 22	8 ~ 15
活性 γ 型节育器	24	24 或 26	26	28	5 ~ 8
VCu 200 节育器	24	24 或 26	26	28	5 ~ 8
V 形节育器	S	S	S	M/L	10 ~ 15

【术前准备】

1. 询问病史和月经史，特别要了解高危情况，如哺乳、多次人流史、近期人工流产或剖宫产史、长期服用避孕药物史等。

2. 做体格检查、妇科检查。进行血常规或血十四项、乙肝表面抗原和丙肝病毒抗原抗体、梅毒及 HIV 抗体检验、阴道分泌物检查。

3. 做好术前咨询,详细介绍该避孕方法的特点,例如:隶属长效可逆、高效的避孕方法,使用便利,不同类型 IUC 及预计的使用期限,放置操作和实际使用中可能发生手术风险和常见的副作用,以及随访的重要性等。受术者知情并签署手术同意书。

4. 测量血压、脉搏、体温,术前 24 小时内 2 次体温测量超过 37.5℃者暂不放置。

5. 受术者术前排空膀胱。

6. 检查手术包和节育器具的有效灭菌日期。

【手术步骤】

1. 手术必须在手术室进行。术者应穿手术衣裤,戴帽子、口罩,常规刷手后戴无菌手套。

2. 受术者取膀胱截石位,常规消毒外阴及阴道。

3. 常规铺垫消毒治疗巾、套腿套、铺孔巾。

4. 妇科检查 核查子宫大小、位置,倾屈度及附件情况后,更换无菌手套。

5. 应用窥器扩张阴道,暴露阴道和宫颈,拭净阴道内黏液。

6. 消毒阴道(包括阴道穹隆部)及宫颈。子宫颈钳钳夹宫颈前唇或后唇。拭净黏液后,消毒宫颈管。

7. 子宫探针沿子宫腔走向探测宫腔深度。遇有剖宫产史和子宫颈管异常或手术史,应探查子宫颈管长度。

8. 根据宫颈口的松紧和选用 IUC 的种类与型号大小,决定是否扩张宫颈口。如宫型 IUD、γ 型 IUD、金塑铜 IUD、药铜 165IUD 等,应扩至 5.5 ～ 6 号。

9. 撕开选用的 IUC 外包装袋,取出 IUC。有尾丝者测量尾丝总长度。将准备放置的 IUC 告知受术者,并示以实物。

10. 缓缓牵拉宫颈,适当矫正子宫轴线。

11. 置入 IUC 时参照的相应产品说明书操作。

(1)宫铜型 IUD——使用内藏式放置器放置:

1)手持带有宫铜型 IUD 放置器,取水平位,将套管上带有缺口的一面向下。

2)将内杆向下拉,把 IUD 完全拉入套管内,然后缓缓上推内杆,待内杆上的小钩从缺口处自然脱落后,继续推进内杆(小钩会退入套管),使 IUD 露出套管顶端成圆钝状。

3)将限位器上缘移至宫腔深度的位置。

4)置入放置器达宫腔底部,固定内杆,后退套管,IUD 即置入宫腔内。

5)放置器向上顶送 IUD 下缘后,退出放置器。

(2)宫铜型 IUD——套管式放置叉放置:

1)将 IUD 横臂中点的下方嵌入套管的放置叉上,IUD 露在套管外。

2)将套管叉上的限位器上缘移至宫腔深度的位置。

3)带 IUD 的放置器沿宫腔方向轻柔通过宫颈口达宫腔底部。

4)固定内杆,后退外套管,同时内杆向上推出套管叉上的 IUD,IUD 即置入宫腔,退下放置器于近内口处,再用放置器向上顶送 IUD 后,撒出放置器。

（3）TCu 220C 或 TCu 380A IUD：

1）将 T 形 IUD 的双横臂轻轻下折,横臂下折时间不宜超过 3 分钟,并将双横臂远端插入放置管内。

2）将套管上的限位器上缘移至宫腔深度的位置。

3）将带 IUD 的放置器沿宫腔方向,送达宫腔底部。

4）固定内芯,后退放置套管,使 IUD 的横臂脱出套管。

5）再将套管上推 IUD 并稍待片刻,使 IUD 处在宫腔底部。

6）先取出内芯,然后小心取出放置套管。

7）测量阴道内尾丝长度,以核对 IUD 是否放置到位（阴道内尾丝长度≈尾丝总长度+IUD 长度−宫腔深度）。

8）在宫颈外口 1.5~2cm 处剪去多余尾丝。记录留置尾丝的长度。

（4）母体乐（MCu375）IUD：

1）将 IUD 放置器上的限位器上缘移至宫腔深度的位置。

2）将带有 IUD 的放置管按 IUD 的平面与宫腔平面平行的方向置入宫腔内,直至宫腔底部,等待 1~2 分钟,抽出放置管。

3）放置后,用探针检查宫颈管,以确认 IUD 纵臂末端已进入宫腔。

4）测量阴道内尾丝长度,以核对 IUD 是否放置到位（阴道内尾丝长度≈尾丝总长度+IUD 长度−宫腔深度）。

5）在宫颈外口 1.5~2cm 处剪去多余尾丝。记录留置的尾丝长度。

（5）γ（ϒ）型 IUD：

1）将套管式放置器上端弧形口的前后唇置于节育器中心硅胶处,限位器上缘移至宫腔深度的位置。

2）将放置器沿宫腔方向快速通过宫颈内口后,轻轻送达宫腔底部,稍待片刻。

3）固定内芯,后退套管,IUD 即置入宫腔。

4）内芯向上顶送一次后,连同套管一起撤出放置器。

（6）活性环形 IUD——一次性放置叉放置：

1）检查带 IUD 的放置叉,IUD 的上缘应处在套管叉上,下缘应被内杆的小钩拉住,环的结头在侧方。

2）拉下内杆至缺口处,把缺口嵌入套管下缘,使 IUD 拉成长椭圆形,便于放置。

3）将带 IUD 的放置叉上的限位器上缘移至宫腔深度的位置。

4）将放置叉上的 IUD 轻轻置入宫腔达宫底。

5）上推内杆,使 IUD 的下缘从内杆钩上脱落。

6）后退放置器至近宫颈内口处,上推 IUD 的下缘,使 IUD 保持靠近宫底部后退出放置器。

（7）活性环形 IUD——金属放环（器）叉放置：

1）避开 IUD 的结头,将 IUD 装在叉上。

2）将放置叉上的限位器移至宫腔深度的位置。

3）沿宫腔方向将叉偏水平位通过宫颈管后转正,将 IUD 送达宫底。

4）然后将放置叉退至子宫内口处,再推 IUD 下缘,使 IUD 靠近宫底部后退出放置器。

（8）VCu200 IUD：

1）将已安装 IUD 的放置器上的限位器上缘移至宫腔深度的位置。

2）沿子宫方向置入放置器达宫底,注意使 IUD 平面和宫腔平面平行。

3）固定内芯,后退套管。

4）先退出内芯,后取出放置套管。

5）测量阴道内尾丝长度,以核对 IUD 是否放置到位（阴道内尾丝长度≈尾丝总长度–宫腔深度）。

6）子宫颈口外 1.5~2.0cm 处剪去多余尾丝。记录留置的尾丝长度。

（9）左炔诺孕酮宫内节育系统（LNG-IUS,亦称 LNG-IUD）：

1）打开无菌包装,取出带 IUS 的放置管,放开尾丝,确定滑块在滑槽的最上端。

2）握住放置器的手柄,保持横臂与手柄处于同一水平位置。

3）固定滑块,拉动尾丝,收拢 IUS 的横臂,使其进入放置管内,确认横臂末端的球形结节接近放置器的开放端,固定尾丝。

4）将放置器上的限位器上缘移至宫腔深度。

5）平稳握住放置器,固定滑块,缓慢推进放置器经宫颈进入宫腔,直至限位器距离宫颈 1.5~2cm 处。

6）平稳握住放置器的同时,向后拉滑块至手柄的标记线处,等待 30 秒,以便 IUS 横臂充分打开。

7）缓慢推动放置器直到定位块接触到宫颈,将节育器推达宫底。

8）牢牢握住放置器,并完全下拉滑块放出 IUS,尾丝将自动放出。

9）从子宫内旋转撤出放置器。撤出放置器前,确保尾丝已经自动放出。

10）距宫颈口外 2cm 或宫颈管内剪断尾丝,记录留置的尾丝长度。

（10）无支架 IUD 固定式（Gyne Fix Cu-IUD）：

1）用食、中、拇三指稳稳把持套管末端和内芯,避免移动,从放置系统中取出。

2）检查 IUD 顶端的线结是否挂在内芯尖端上,尾丝是否紧扣在内芯的柄上,然后移动限位器上缘至宫腔深度位置。

3）持放置器轻柔通过宫颈管入宫腔,直至宫底正中。

4）一手持套管紧紧顶住宫底,另一手持内芯柄向宫底肌层刺入 1cm。

5）松解内芯上的尾丝后,轻轻退出内芯,然后退出套管。

6）轻拉尾丝有阻力,说明 IUD 已置入肌层。

7）测量阴道内尾丝长度,以核对 IUD 是否放置到位（阴道内尾丝长度≈尼龙丝总长度–宫腔深度–1cm）。

8）于宫颈口外 1.5~2cm 处或宫颈外口内剪去多余尾丝。记录留置的尾丝长度。

12. 取下宫颈钳,拭净血液,撤出窥器,手术完毕。

【注意事项】

1. 严格无菌操作,在放置 IUC 的过程中,避免进入宫腔的器械和 IUC 等与阴道壁接触。

2. 如使用消毒液浸泡的 IUD,应用无菌生理盐水或注射用水冲洗。

3. 遇宫颈较紧或使用须扩张宫口的 IUD 时,均须扩张宫口。

4. 放置时如感到 IUD 未放至宫腔底部时,应取出重放。

5. 放置环形 IUD 时,放环叉应避开 IUD 的接头。

6. 手术过程中,如遇多量出血、器械落空感、宫腔深度异常、受术者突感下腹疼痛等,应立即停止操作,进一步查明原因,采取相应措施。

7. 操作应轻柔,避免发生心脑综合征、子宫损伤等并发症发生。

8. 对于具有高危因素病例的操作,例如:产后和剖宫产后、哺乳期等,应由高年资及有经验的、具有熟练技能的术者操作,以降低并发症发生的风险和避免发生。

【术后处置】

1. 填写 IUC 放置术记录(表 1-2)。

表 1-2 IUC 放置术病历

姓名_____年龄___岁 职业_____门诊号_____ 日期___年___月___日
单位_____ 家庭住址_____ 邮编_____ 电话_____
主诉:_____
孕/产次___/___末次妊娠终止日期___年___月___日 末次妊娠结局_____哺乳 否 是(___个月)
引(流产)史:次数_____末次终止时间_____终止方式_____
月经史 经期/周期___/___经量 多 中 少 痛经 无 轻 重 末次月经___年___月___日
避孕史_____ 既往史_____ 药物过敏史_____
体格检查 血压___/___mmHg 脉搏___/min 心___肺___
妇科检查 外阴___阴道___宫颈___ 子宫大小___周 附件___
辅助检查 血常规_____ HBsAg/HIV/TP _____,阴道分泌物检查 滴虫_____念珠菌_____清洁度_____,超声检查_____,心电图_____,其他_____
诊断_____ 检查者_____
放置日期 _____年___月___日 体温___℃
放置日期 月经净后第___天 行经期第___天 阴道分娩时 剖宫产时 产后第___天(恶露 净 未净) 人流吸宫术后 钳刮术后 中期引产清宫术后 其他_____
术时情况 子宫___位 宫腔深度___cm 扩宫口 未扩 扩 从___号扩至___号
手术 顺利 困难 特殊情况记录_____
IUC 种类 宫铜型 IUD TCu380A 左炔诺孕酮-IUS 固定式含铜 IUD 母体乐铜 375 活性 γ 型 药铜环 165 VCu200 TCu220C 其他_____ 使用年限___年
大 小_____号 尾丝 无 有(留丝___cm) 襻状尾丝_____
术后随访时间 _____年___月___日 术后注意事项_____
手术者_____

2. 告知受术者注意事项

(1)术后常规建议休息 2 天。

(2)1 周内避免过重的体力劳动和过多的下蹲动作。

(3)2 周内不宜性交和盆浴,保持外阴清洁。

(4)放置后可能有少量阴道出血及下腹不适感,均为正常现象;如出血多、腹痛、发热、白带异常等,应及时就诊。

(5)放置 IUC 术后 3 ~ 6 个月内,在经期(尤其是经量增多)及大便后,应注意 IUC 是否脱出。

(6)放置带尾丝 IUC 者,经期不使用阴道用卫生用品。

(7)放置 IUC 的种类及建议使用年限,随访时间,放置术后第 1 次月经后随访,之后如无异常则应每年随访 1 次。

【随访】

倾听主诉和了解月经情况,酌情妇科检查。IUC 定位,常用超声波检查,亦可结合 X 线检查。如有异常,给予相应处理(表 1-3)。

表 1-3　随访记录表

随访日期	末次月经	主诉	定位检查			IUC 情况							处理	随访者
			超声	X 线	尾丝	正常	下移	脱落	带器妊娠	意外妊娠	因症取出	非因症取出		

注:1. "IUC 情况"栏下,请在相应空格内填"√"。

　　2. 因症或其他原因取器者,请填写停用原因。

　　3. 特殊情况请描述说明。

第二节　宫内节育器具取出

【适应证】

1. 因不良反应或并发症须取出者。

2. 带器妊娠(包括带器宫内妊娠或异位妊娠)者。

3. 要求改用其他避孕方法,或到期需更换。

4. 绝经过渡期月经紊乱者,或已闭经 6 个月以上者。

5. 阴道异常出血者。

6. 计划妊娠、不需继续避孕者。

【禁忌证】

1. 全身情况不佳无法适应手术或处于疾病急性期者暂不适宜手术,待好转后择期进行。

2. 并发生殖道炎症时,应在抗感染治疗后再实施 IUC 取出;情况严重者亦可在积极抗感染的同时取出 IUC。

【取出时机】

1. 月经干净后 7 天内为宜,禁房事。

2. 如因子宫异常出血而需取出者,则随时可取,并酌情同时做诊断性刮宫,刮出物应送病理检查。术前、术后预防性应用抗生素。

3. 更换 IUC 者,可在取出 IUC 后立即另换一个新 IUC,或于取出后待正常转经后再放置。

4. 因带器早期妊娠,应在人工流产术同时取出 IUC,可根据 IUC 所在部位,先行取器后进行吸压吸引术或钳刮术,或先行吸压吸引术或钳刮术后再取器。带器中、晚期妊娠应在胎儿、胎盘娩出时检查 IUC 是否随之排出,如未排出,可在超声波导视下清宫同时试取,或在流产后 3 个月,或转经后再取。

5. 带器异位妊娠,应在术中或术后出院前取出 IUC。并发内出血、失血性休克者可在下次转经后取出。

【术前准备】

1. 术前咨询,了解取器原因以及健康状况。受术者知情并签署手术同意书。

2. 取器前,应了解 IUC 种类(包括活性金属部分的完整性)及位置。

3. 常规测量体温、脉搏、血压等体检以及妇科检查。

4. 辅助检查:超声检查,X 线检查,心电图。

5. 实验室检查,血常规、乙肝表面抗原、丙肝病毒抗体、梅毒及 HIV 抗体,阴道分泌物检查。

6. 术前排空膀胱(术中超声监测例外)。

【手术步骤】

手术必须在手术室进行。

1. 无尾丝 IUC

(1)~(8)同本章宫内节育器具放置"手术步骤 1~8。

(9)探针探查宫腔深度,同时轻轻探查 IUC 在宫腔内的位置。

(10)根据宫颈口状况和所放置 IUC 的种类,酌情扩张宫颈口。

(11)用取出器(取环钩或取环钳)钩住 IUC 的下缘或钳夹 IUC 的任何部位轻轻拉出,如遇困难,须扩张宫颈口,切勿强拉,以免损伤宫壁。

(12)必要时将带出的子宫内膜送病理检查。

(13)环形 IUC 部分嵌顿肌壁内,可牵拉金属环丝,见环结后剪断取出,以减少残留发生。同时核查金属螺旋结构内塑料支架或铜段等。

(14)如 IUC 嵌顿、断裂、残留,可在超声波导视下利用取器钳、小号胎盘钳或无齿卵圆钳取出,亦可在宫腔镜下取出。

(15)IUC 异位于子宫外者,应在腹腔镜下或实施开腹手术取出。

2. **有尾丝 IUC**

(1) ~ (8) 同本章"第一节 宫内节育器具放置"手术步骤 1 ~ 8。

(9) 用卵圆钳在近宫颈外口处夹住尾丝,轻轻向外牵拉取出 IUC。

(10) 如尾丝断裂,按无尾丝 IUC 取出法取出。

(11) T 形节育器横臂、纵臂嵌顿宫颈管造成取出困难时,可酌情扩张宫口,用取环钳或小号胎盘钳或无齿卵圆钳夹住 T 形节育器纵臂略上推,然后旋转同时牵拉出。

凡取出成拉丝状或断裂的 IUC 应核对是否完整。取出的 IUC 应示以受术者并告知。

【术后处置】

1. 填写 IUC 取出术记录(表1-4)。

2. 告知受术者注意事项

(1) 一般术后休息 1 天。

(2) 术后 2 周内禁止性交及盆浴。

(3) 需要继续避孕者,应尽快落实高效避孕措施。

【注意事项】

1. 绝经时间较长者的取器或估计取器有一定困难者,应在有条件的医疗保健机构实施手术操作。应酌情在术前行宫颈准备,改善宫颈条件后再取 IUC。

2. 取器失败或断裂、残留病例建议住院实施再次取出手术。

表1-4 IUC 取出术病历

姓名_____年龄___岁 职业_____ 门诊(病历)号_____ 日期___年___月___日

单位或家庭住址(邮编)_____ 联系电话_____

主诉:_____

月经史 经期/周期___/___经量 多 中 少 痛经 无 轻 重 末次月经___年___月___日

孕/产次___/___末次分娩日期___年___月___日 分娩方式___哺乳 否 是(___个月),引/流产
(次)___末次引/流产时间___年___月,方式___

避孕史 IUC 放置年限___年 既往史_____ 药物过敏史_____

体格检查 血压___/___mmHg 脉搏___/min 心___肺___

妇科检查 外阴___阴道___宫颈___尾丝___ 未见/见___cm 子宫位置大小_____周 质地
_____活动度_____压痛 无 有 附件_____

辅助检查 血常规_____HBsAg、HIV、TP_____滴虫___念珠菌___清洁度___

IUC 定位及类型 超声检查_____放射影像检查_____

诊断_____ 检查者_____

取器日期 _____年___月___日,取器原因_____ 体温___℃

术前/术中用药_____

术时情况 子宫___位 大小___周 宫腔深度 术前___cm 术后___cm

扩宫口 未扩 扩 从___号扩至___号 刮宫 无 有 病理检查 未送 已送

手术 顺利 困难(详述)_____ 出血 无 有___ml

特殊情况_____

取出 IUC 类型_____IUC 正常 异常(嵌顿 散开 断裂 下移 残留 其他_____)

术后处置_____ 手术者_____

第三节　宫内节育器具不良反应及手术并发症

一、宫内节育器具不良反应

使用 IUC 避孕,不良反应中常见的为月经异常、疼痛、腰酸、阴道分泌物增多等。手术并发症:术时出血、子宫损伤、心脑综合征和术后感染,节育器具异位、断裂、变形等。

(一)月经异常

【概述】

月经异常是 IUC 主要的不良反应,其发生率约 5%~10%。

世界卫生组织(WHO)的资料,未用任何避孕措施妇女的月经出血量,正常范围为 31~39ml;中国妇女为 47~59ml。目前常将经血量 >80ml 作为月经过多;经期 >7 天作为经期延长;月经期外的出血,量少者为点滴出血,量偏多者为不规则出血。

【临床表现】

1. 月经异常表现为月经量增多或过多或过少、流血时间延长、点滴或不规则出血,而月经周期较少改变。

2. 含铜 IUD 放置后 6~12 个月内,常可伴有经血量的增加,一般比放置前增加 40%~50%。一般在 2 年内好转,少数持续 4~5 年逐渐接近正常。

3. 左炔诺孕酮 IUS,可使经血量减少。使用早期点滴阴道出血常见,少数闭经等。

4. 出血严重者,血浆铁储备及血红蛋白检查低于正常。

【治疗原则及方案】

放置左炔诺孕酮-IUS 后:常见的点滴阴道出血和少见的闭经无需治疗。点滴阴道出血,多为间断发生,随着使用时间的延长,其发生的几率降低程度减轻或缓解。闭经一般在取出 IUS 后月经即可恢复。

放置含铜 IUD 后:出现月经过多时,可在经前期开始预防用药或经量多时用药至出血量明显减少;经期延长,常于经前期预防用药。可选用以下药物:

1. 抗纤溶药物

(1)氨甲环酸(AMCA):口服片剂,2~4 次/天,≤4.5g/d;或注射液每次 0.2g,2 次/天,肌内注射。静脉用药,0.75~2g/d,静脉注射液以 5% 葡萄糖液稀释,静脉滴注液以 5%~10% 葡萄糖液稀释。

(2)氨甲苯酸(PAMBA):每次 0.25~0.5g,2~3 次/天,口服;或注射液每次 0.1~0.3g,≤0.6g/d,静脉注射或滴注。

(3)氨基己酸(EACA):首次 3g,以后每次 1g,4 次/天,口服;注射液每次 4~6g,1 次/天,静脉滴注。

2. 酚磺丁胺(止血敏)　每次 1g,3 次/天,连服 10 天;或注射液每次 0.5mg,2~3 次/天,肌内注射或静脉注射。

3. 前列腺素合成酶抑制剂(有消化道溃疡者慎用)

(1)吲哚美辛(消炎痛):每次 25 ~ 50mg,3 ~ 4 次/天,口服。

(2)氟灭酸:每次 200mg,4 次/天,口服。

(3)甲灭酸:每次 250 ~ 500mg,4 次/天,口服。

(4)甲氧萘丙酸:每次 200mg,2 ~ 3 次/天,口服。

4. 其他止血药物　如云南白药、宫血宁等均有一定疗效。

5. 甾体激素的应用　复方短效口服避孕药周期治疗,可减少经期出血量、经期延长或经前出血发生。

6. 抗生素的应用　由于放置术为上行性操作,同时可能存在轻度损伤及放置后的组织反应,或因长期出血使宫口开放,破坏了正常宫颈的保护屏障,易于诱发感染。因此,在止血的同时宜应用抗生素预防感染。

7. 对长期放置后出现异常出血者,应考虑 IUC 的位置下移、部分嵌顿、感染或因 IUC 质量变化等因素,若经保守治疗无效则应取出,同时进行诊断性刮宫,刮出物送病理检查。

8. 如出血多难以控制或出现明显贫血,给相应治疗同时应取出 IUC。

【注意事项】

1. 正确选择 IUC

(1)根据宫腔大小及形态,选择合适形态和大小的 IUC。

(2)月经量偏多者,可选择左炔诺孕酮 IUS。

(3)同时含吲哚美辛的带铜 IUD 可以在使用第一年中减少一定的经量,亦可减少经期延长和点滴出血的发生。

(4)严格掌握适应证及禁忌证,根据手术操作常规选择对象。

2. 把握放置技巧,稳、准、轻巧地把 IUC 放至正确位置。

3. 术前咨询,说明 IUC 可能发生的不良反应,增加耐受性。

(二) 疼痛

【概述】

与 IUC 有关的疼痛包括下腹与腰骶部疼痛、性交痛。其发生率在 10% 左右,因疼痛的取出率仅次于子宫异常出血。

IUC 引起的疼痛可能是生理性的或病理性的。病理性疼痛可由于损伤、继发感染等原因引起;引起生理性疼痛指非 IUC 并发症引起的下腹痛和腰骶部坠痛及性交痛,一般取器后疼痛即消失。根据疼痛出现时间不同,又可分为早期疼痛、延迟性疼痛和晚期疼痛。

【临床表现】

1. **早期疼痛**　发生在放置 IUC 过程中和术后 10 天以内,多为生理性疼痛。由于 IUC 进入宫腔使宫颈内口的疼痛感受器受到机械刺激、子宫体受到机械和化学性(内膜释放的前列腺素)作用,而产生宫缩致痉挛样疼痛和宫底部的弥散性疼痛。也可因受术者精神紧张、痛阈低下而倍感疼痛。

2. **延迟性疼痛**　指疼痛持续 10 天以上者。如 IUC 与子宫大小、形态不相适合,可对子宫产生明显的机械性刺激,使前列腺素的合成和释放持续增加,致子宫收缩延续可引起钝痛。延迟性疼痛,一般提示了 IUC 与宫腔不匹配。疼痛时间持续愈长,可能说明 IUC 与宫腔的一致性愈差。

3. **晚期疼痛** 指放置 IUC 后或早期和延迟性疼痛缓解后 4 周以上出现的疼痛。多数为病理性,应进一步查明原因。应重点排除感染或异位妊娠,尚需考虑 IUC 变形、嵌顿、下移、粘连等。

4. **性交痛** 常因 IUC 过大、子宫形态和 IUC 不相容或 IUC 下移引起,也可因带尾丝 IUC 的尾丝过硬、过短或过长末端露于宫口,性交时可刺激男方龟头引起疼痛。

【治疗原则】

1. 保守治疗 给予小剂量抗前列腺素合成药物治疗,如甲灭酸、吲哚美辛(消炎痛)等。

2. 取出 IUC 如放置 IUC 后持续疼痛,经药物治疗无效时可取出。根据具体情况调整 IUC 类型或改用其他避孕措施。

3. 可改换含左炔诺孕酮 IUS,其疼痛发生率低。亦可放置固定式带铜节育器,因无支架,减少机械性压迫,疼痛也可较轻。

4. 性交痛者,须检查尾丝位置和长度,短而硬的尾丝或无法改变尾丝方向者,宜取出 IUC 或剪去外露的尾丝。

【注意事项】

1. 放置前对 IUC 使用者进行咨询和指导,讲解放置的过程,以减轻放置早期的疼痛。

2. 手术操作轻柔,防止损伤。

3. 选择种类、形态大小合适的 IUC,减少对子宫壁的刺激。

4. 放置前预防性用药,如用 1% 利多卡因作宫颈局部注射,能使绝大多数对象的疼痛缓解。

(三)阴道分泌物增多

IUC 在宫腔内对子宫内膜刺激,引起无菌性炎症可使子宫液分泌增加。有尾丝者尾丝刺激子宫颈管上皮也可能引起宫颈分泌物增加。一般经数月,组织适应后方能逐渐减少。多数不需治疗。

(四)过敏

目前常用的带铜活性 IUD 其金属铜多以铜丝、铜套或铜块形式存在,在宫腔、宫颈、输卵管液中有较高铜离子浓度。近年来常有个案报道,放置带铜 IUD 后出现与其他过敏原致敏相似的临床症状。多数出现皮疹、全身瘙痒,个别出现心慌、腹痛等。如临床上怀疑铜过敏者应及时取出 IUD,并给予抗过敏治疗。有临床病例报道,放置带铜 IUD 后引起速发性严重过敏反应,病情类似青霉素所引起的过敏性休克临床表现,抢救休克同时立即取出所放置带铜 IUD,病情才可以快速控制。

二、IUC 放置、取出手术并发症

(一)子宫穿孔

【概述】

放置或取出 IUC 时,其子宫穿孔发生率低,约 1∶350～1∶2500。但为手术并发症中较严重的一种,任何进宫腔操作的器械均能发生。与子宫本身存在高危因素(哺乳期、绝经后子宫,子宫过度倾屈,伴有子宫肌瘤,子宫手术史,未诊断的子宫畸形,多次人工流产史或近期人工流产史等)及手术者技术不熟练,术前未查清子宫位置和大小或未按常规操作及操作粗暴有关。

国内外均有 IUC 放置或取出时导致子宫穿孔,或合并肠损伤、感染等的报道,如处理及时,预后良好。若未能及时甄别,其后果严重,甚至导致患者死亡。

【临床表现】

1. 疼痛 多数为在手术过程中受术者突然感到剧痛、撕裂样疼痛,但也有少数疼痛不剧,偶见无痛感者;有的在术时疼痛不明显,但在术后因出血或感染而出现持续性隐痛、钝痛或胀痛。腹部检查可有肌紧张、压痛、反跳痛。

2. 出血 出血量根据子宫穿孔的部位、有无损伤血管而不同,可表现为内出血或外出血。一般内出血量超过 500ml 时,腹部可出现移动性浊音。如损伤大血管,可出现休克,如未及时处理,后果严重。

3. 器械落空感 穿孔时多数手术者会有器械落空感,用探针探查宫腔深度时,常超过子宫应有深度或超过原探查的深度。用取环钩损伤时,有时钩子难以退出。

4. 取环钩穿孔合并其他脏器损伤时,可钩出肠管、大网膜组织等,受术者可伴剧痛和腹膜刺激症状。诊断应无困难。

5. 子宫穿孔分类

(1)根据子宫损伤的程度分为:

1)完全性子宫穿孔:指子宫肌层及浆膜层全部损伤。

2)不完全性子宫穿孔:指损伤全部或部分子宫肌层,但浆膜层完整。

(2)根据子宫损伤与邻近脏器的关系分为:

1)单纯性子宫穿孔:指仅损伤子宫本身。

2)复杂性子宫穿孔:指损伤子宫同时累及邻近脏器,如肠管、大网膜等。

【治疗原则】

1. 发现或疑有子宫穿孔,须立即停止手术操作。

2. 保守治疗 若手术中发生单纯性子宫穿孔,如探针或小号宫颈扩张器的穿孔,未放入 IUC、无出血症状及腹膜刺激症状,患者一般情况良好,应住院严密观察血压、脉搏、体温、腹部压痛及腹膜刺激症、阴道流血等,一般观察 5~7 天。同时应用抗生素及宫缩剂预防感染和出血。

3. 腹腔镜治疗 在放、取 IUC 时并发单纯子宫穿孔,穿孔面积比较小,而 IUC 已放到子宫外(进盆腹腔),可在腹腔镜下明确诊断并取出 IUC,同时穿孔处可在腹腔镜下电凝止血。

4. 开腹探查 如无腹腔镜条件或穿孔较大,特别是取器钩穿孔,症状严重者,或因穿孔进行保守治疗过程中发现腹痛加重,体温升高,腹膜刺激症状加重,或出现休克等,应及时开腹探查。

5. 子宫穿孔如合并脏器损伤 应立即开腹手术,视损伤程度进行子宫修补或切除子宫,修补损伤的脏器等手术。

(二)术时出血

【概述】

放、取 IUC 术时出血与组织损伤及感染有关。

【临床表现】

1. **出血量** 放、取 IUC 术时,术后 24 小时内出血量超过 100ml 或有内出血者,或术后少量流血于数天后出血量增加超过 100ml。

2. **组织损伤** 多见于 24 小时内出血。例如子宫颈管损伤、子宫穿孔、宫壁损伤等。

3. **感染** 多见于放置后数天再出血。多数因局部内膜受压迫坏死、感染所致。以哺乳期放置为多见,也见于人工流产同时放置 IUC 者[可因妊娠组织物残留和(或)感染引起]。

【治疗原则】

1. **手术当时出血者** 首先用止血药及宫缩剂。出血多者,需补足血容量。疑有子宫损伤时,不可作诊断性刮宫,必要时施行腹腔镜检查协助诊断。病情严重者,必要时行开腹探查。损伤严重,出血不止者,需手术修补或子宫切除术。

2. **放置数天后出血者** 首先给予止血、抗感染等治疗。无效者应及时取出 IUC,或同时行诊断性刮宫,并用宫缩剂止血。刮出物送病理检查。

3. **人工流产同时放置 IUC 后出血者** 应考虑到妊娠组织物残留的可能,如超声检查见宫内异常回声应进行清宫手术,清除宫腔残留组织,同时取出 IUC,术后应用抗生素。

(三)心脑综合征

发生率极低,多发生在放、取 IUC 术时或放置术后数小时内。表现为面色苍白、头晕、气短,甚至呕吐、大汗淋漓;出现血压下降、心动过缓、心律失常;严重者可发生昏厥、抽搐等心脑综合征。其导致原因可能由于受术者过度紧张,宫口过紧,操作困难、多次进出宫腔,手术者操作粗暴等因素刺激迷走神经引起。

其处理同人工流产心脑综合征(详见有关章节)。症状明显者,立即吸氧、静脉缓注或皮下注射阿托品 0.5mg,如经上述处理后症状持续,需取出节育器具。术前、术时肌注阿托品 0.5mg 可能有预防效果。

(四)术后感染

【概述】

放、取 IUC 术后感染常见原因:原有生殖道炎症未经治愈;无菌操作不严格;手术时合并子宫穿孔、邻近脏器损伤;因人流不全持续出血而继发感染;术后过早有性生活或未能保持阴部清洁卫生等。

【临床表现】

1. 术后出现腰酸、下腹疼痛、出血,阴道分泌物混浊伴有臭味,体温升高等征象。

2. 严重感染时,子宫增大、附件增厚压痛,盆腔感染时可伴炎性包块。导致败血症或脓毒血症时,可出现全身中毒症状。

3. 血白细胞增高,中性白细胞数量和分类比例异常增高,C 反应蛋白升高。

4. 术前无生殖器官炎症,术后一周内发生子宫内膜炎、输卵管炎、输卵管卵巢脓肿、盆腔腹膜炎及有并发症的盆腔腹膜炎(详见人工流产章节)。

【治疗原则】

1. 放置 IUC 后一旦出现感染,应积极抗感染治疗。感染控制后及时取出 IUC。

2. 严重感染时,需行宫颈分泌物培养及药物敏感试验,选用敏感抗生素治疗。控制感染同时应取出 IUC,并继续用抗生素及全身支持治疗至痊愈。

3. 发生盆腔脓肿时,先用药物治疗,如无效者应手术切开引流。

4. 慢性炎症时,应在抗生素控制感染后取出 IUC,同时可配合应用理疗或中药治疗。

(五)宫内节育器具异常

【概述】

IUC 异常包括:IUC 异位、变形、断裂、脱结、部分残留及尾丝消失等。

IUC 部分或完全嵌入肌层,或异位于子宫外及盆腹腔内、阔韧带内者,称为 IUC 异位。IUC 部分嵌顿于子宫肌层称为部分异位;全部嵌顿于肌层称为完全异位;已在子宫外,处在盆、腹腔中、腹膜外、膀胱、肠管内膜等称为子宫外异位。近些年来亦将 IUC 子宫腔内的位置下移归属于 IUC 异位。哺乳期、子宫有瘢痕者、节育器过大或放置和取出操作不当,均可造成 IUC 异位。

子宫增大(合并肌瘤、妊娠等),使尾丝相对过短而缩至宫腔内或因尾丝断裂、IUC 脱落、IUC 异位可造成尾丝消失。

IUC 变形发生率较低,子宫畸形、宫颈过紧和绝经后子宫萎缩可致 IUC 变形,可与放置操作技术及非手术操作技术(IUC 质量及 IUC 不适于宫腔形态等)有关。

【临床表现】

1. **病史** 重点详细询问放置时间,IUC 类型和大小,放置顺利程度,放置时有无腹痛,置器后有无取器困难等病史。

2. **临床表现** IUC 异位一般无症状,多数在随访或取器时或带器妊娠时才发现。部分患者有腰骶部酸痛、下腹胀坠不适或有不规则阴道流血。如果异位于腹腔,可伤及肠管、膀胱等组织并造成粘连,个别病例甚至穿入邻近脏器,可引起相应的症状和体征。

IUC 下移、断裂或接头处脱结者可有下腹坠痛、腰酸、阴道内有赤带等表现,常在随访时发现。

3. **妇科检查**

(1)窥视:如有尾丝的 IUC,发现宫颈口未见尾丝需考虑 IUC 异位可能,或当尾丝明显增长时,应考虑到 IUC 下移。

(2)妇科双合诊:检查盆腔有无包块,直肠子宫陷凹、前后穹隆处有无压痛及异物感,子宫大小、形态、有无压痛等。必要时三合诊检查。

4. 辅助检查

（1）超声波检查：是较好的 IUC 定位方法，应作为首选。如超声波提示 IUC 上缘距宫底浆膜层超过 2cm，或其下端下移到子宫颈内口以下或颈管内，进入宫颈管者一般可诊断为 IUC 下移。

（2）放射线检查：X 线直接透视或摄片：远离下腹中心的 IUC 可诊断为子宫外异位。X 线透视下双合诊检查：如移动子宫而 IUC 影未随之移动可说明 IUC 异位子宫外。X 线透视下用子宫探针、定位器置入子宫腔，如不能和 IUC 重叠，能说明节育器具异位。子宫、输卵管用 5%～10% 碘化油作为子宫输卵管造影或盆腔气腹双重造影：后者可正确定位 IUC 所在部位。CT 检查可对 IUC 作三维定位诊断。IUC 变形多数在随访时通过 X 线多方位透视发现。例如 O 形变成"8"、"△"形或其他不规则形态，V 形 IUD 可以发生横臂折叠，中心扣断裂散架，T 型 IUD 横臂歪斜等。

（3）宫、腹腔镜检查：能直接观察 IUC 宫内嵌顿和子宫外异位的状态。

【治疗原则】

一旦发现尾丝消失，超声波或结合放射线检查确诊 IUC 是否还在宫腔内。如确诊 IUC 仍在宫腔内正常位置，可以继续存放。如 IUC 位置异常，则应及时取出。凡 IUC 异位，无论有否症状，均应及早取出。根据异位的部位不同，可以采取以下取器方法：

1. 经宫颈取出 IUC 变形、IUC 下移易发生带器妊娠，一旦发现应及时经宫颈取出。IUC 嵌入肌层较浅，用刮匙轻轻刮去内膜，然后用取环钩或取环钳将 IUC 通过宫颈从阴道内取出。嵌入肌层稍深的金属 IUC，可钩住 IUC 下缘轻拉至宫口，拉直环丝见到连接处后，可剪断后抽出。对于取出困难者，切勿盲目用力牵拉，可在超声导视下进行。IUC 大部嵌入肌层不能松动者，不宜经宫颈取器。

2. 经阴道后穹隆切开取出 IUC 异位于直肠子宫陷凹时，可切开后穹隆取出。

3. 宫腔镜下取出 困难取器时如发现 IUC 部分残留宫腔，或 IUC 断裂或合并嵌顿，宜在宫腔镜下或超声导视下取出。

4. 腹腔镜下取出 IUC 异位于腹腔内，并估计无粘连或轻度粘连，可在腹腔镜直视下取出。

5. 开腹探查 IUC 经定位后，大部分或全部嵌入肌层，按上述方法取出困难者，应开腹取器。如穿孔部位有严重感染，或年龄较大伴有其他妇科疾患（如子宫肌瘤等），可考虑子宫切除术。如 IUC 已穿入肠管内或膀胱内，应请普通外科或泌尿外科医师协助处理。

【注意事项】

1. 在放置环形 IUD 时，环叉要避免叉在结头处，以防 IUD 脱结。

2. 部分 IUC 残留于肌壁内而无临床症状，可充分告知知情选择，随访。

三、手术并发症常见症状的鉴别诊断

对放置、取出 IUC 术后出现的常见症状进行鉴别，将有利于手术并发症的早期诊断及处理。现以放置、取出 IUC 后腹痛、出血为例进行鉴别诊断。

（一）术中、术后腹痛

放置、取出 IUC 术中、术后腹痛为常见症状之一。临床医师应了解腹痛发生时间、持续时间、疼痛部位、疼痛性质、伴随症状、疼痛能否自然缓解等。腹部触诊注意疼痛部位，有无压痛、反跳痛及肌紧张，腹部叩诊注意有无移动性浊音出现及肝浊音界消失。妇科检查注意有无宫颈举痛、子宫压痛，附件包块及压痛。

1. **精神紧张、疼痛耐受性异常** 受术者精神紧张、疼痛耐受性差，可在放置、取出 IUC 术中及术后出现腹痛，手术操作停止，疼痛缓解。无其他阳性症状与体征。部分受术者在放置 IUC 后 10 天内下腹轻度坠痛多为生理性的。

2. **IUC 与子宫相容性差** 放置 IUC 后下腹疼痛持续 10 天以上，常因 IUC 与子宫大小、形态不相容，对子宫产生明显的机械性刺激，同时前列腺素合成释放持续增加所致。取出 IUC 后症状消失。

3. **子宫损伤** 疼痛发生在术中并持续到术后，疼痛部位在下腹部，疼痛程度依损伤程度及内出血量而异。妇科检查子宫有局限性压痛、附件可及包块。在哺乳期、产后、人工流产后、中期妊娠引产后放置 IUC 发生子宫损伤的风险增加。

4. **IUC 异位** 放置 IUC 发生的子宫损伤常合并 IUC 异位（完全嵌顿或异位子宫外）。常有放置 IUC 后近期内宫内妊娠史、反复取器失败史。取器术中在宫腔内未能探及 IUC。超声及 X 线定位检查可协助诊断。闭合型 IUD（主要为圆形）异位腹腔内，可继发引起肠管不全套叠或绞窄性肠梗阻。为持续性阵发性加重腹痛，伴腹胀、恶心、呕吐、排气、排便困难等症。腹部检查有限局性压痛，有时可摸到包块，腹部听诊可闻及肠鸣音亢进及气过水声。X 线检查可协助诊断。

5. **感染** 放置、取出 IUC 后 1 周内下腹部持续性钝痛伴畏寒、发热。阴道分泌物血性、混浊或呈脓性、有异味。有上述盆腔感染症状与体征。既往常有生殖道感染史及术后性生活史。

感染也可继发于放置 IUC 后数月或数年，常有不规则阴道出血史或不洁性生活史。

6. **带器异位妊娠** 疼痛可发生在放置 IUC 后任何时间。常有异位妊娠典型症状及体征如停经、不规则阴道出血史，反复下腹隐痛后突发一侧下腹撕裂状锐痛、腹部拒按；尿妊娠试验呈阳性；超声检查提示宫内无妊娠胎囊而附件包块内有不均质强回声；IUC 在宫腔内。

7. **IUC 合并子宫内膜异位症** 为渐进性加重的痛经和持续性下腹隐痛，常有性交痛。妇科检查子宫呈均匀性增大、直肠子宫陷凹、宫骶韧带、子宫后壁下段有触痛性结节。一侧或双侧可扪及与子宫相连的囊性偏实性包块。超声及腹腔镜检查可协助诊断。

8. **宫颈、宫腔粘连** 放置 IUC 可预防宫腔粘连，但临床也可见到长期放置 IUC（主要为圆形 IUD）后继发宫颈、宫腔粘连。其特点为放置 IUC 后继发渐进性经期缩短、经量减少、痛经增加。严重时继发闭经伴周期性下腹痛。常有取器失败史。超声检查提示 IUC 位置正常。

9. **IUC 合并盆腔肿物** 放置 IUC 后可合并盆腔肿物。如一侧下腹痛持续性阵发性加重，伴恶心、呕吐应考虑卵巢囊肿蒂扭转可能。顽固性难以忍受的下腹痛，应考虑盆腔晚期癌肿可能。一侧下腹突发撕裂性锐痛，应考虑输卵管或卵巢肿瘤破裂可能。妇科检查可扪及盆腔肿物。超声检查可协助诊断。

10. **IUC 合并其他内、外科急腹症** 腹痛可发生在放置 IUC 后任何时间。应注意相关病史、相关临床症状与体征。必要时请内、外科医师会诊。贻误诊治将引起不良后果。

（二）术后出血

放置、取出 IUC 后出血为常见症状之一，可能是手术并发症引起的出血，还有可能合并妇科疾病。临床医师应注意服务对象的年龄、放置 IUC 年限。出血发生时间、出血天数、出血量。有无停经史、妊娠反应及伴随症状。必要时了解手术情况、既往月经史、出血性疾病史、药物应用史。妇科检查是鉴别诊断的重要手段，为防止感染，可消毒外阴后检查。必要时查血常规、X 线检查。

1. **IUC 本身引起** 常发生在放置 IUC 术后 6 个月内或 1 年内，随放置年限延长，出血症状减轻。其特点为月经周期基本正常、经期延长、经量增多、点滴出血及不规则出血。可继发贫血、血铁蛋白下降。无其他阳性症状与体征。IUC 下移常可引起点滴出血、性交出血，常伴有下腹隐痛。

2. **子宫损伤、宫颈裂伤** 常发生在困难放置或困难取器后。为持续性出血、色鲜红、出血量依损伤程度而异。伴持续性下腹痛。损伤重、内出血多，有如上所述子宫损伤典型症状与体征。

3. **带器异位妊娠** 发生在放置节育器具后任何时间。常表现为阴道不规则出血，有时可伴有停经，超声提示节育器具在宫腔内。伴有异位妊娠症状与体征易于诊断。尿妊娠试验阳性，做诊断性刮宫有助于诊断。

4. **IUC 合并围绝经期出血** 放置 IUC 后多年，年龄接近围绝经期时出现月经异常。多为月经周期不规则，持续时间长、月经量增加。常有潮热、出汗、激动易怒、情绪低落、尿频、尿急、心血管疾病症状及骨质疏松等症。诊断性刮宫，子宫内膜病理诊断多为无排卵型，可伴有子宫内膜单纯性增生、复杂性增生、不典型性增生和子宫内膜上皮内瘤变。

5. **IUC 合并子宫肌瘤** 放置 IUC 妇女合并子宫肌瘤并不少见。其特点为月经周期不变或缩短、经量增多、经期延长，有时为不规则出血。长期月经过多可继发贫血。黏膜下肌瘤可发生多量出血，感染时还有脓血性分泌物排出。妇科检查子宫增大、质硬、表面不规则、呈单个或多个结节状凸起。超声检查可协助诊断。

6. **IUC 合并慢性宫颈炎** 表现为白带增多，可伴有接触性出血。妇科检查可见不同程度宫颈糜烂或宫颈息肉。宫颈刮片细胞学检查可协助与早期宫颈癌作鉴别诊断。治疗宫颈炎后可止血。

7. **IUC 合并宫颈癌** 发病年龄呈双峰状，35～39 岁和 60～64 岁，平均为 52 岁。早期宫颈癌常无症状与体征，宫颈细胞学检查可用于筛查，使用 IUC 避孕的妇女也应定期进行检查。宫颈癌常见症状为接触性出血、阴道异常排液,也有月经周期缩短、经期延长、月经增多等表现。妇科检查早期宫颈癌宫颈局部常无明显病灶,宫颈光滑或轻度糜烂;晚期宫颈癌无论外生型或内生型宫颈局部体征明显,易于识别。阴道镜检查、宫颈活体组织检查、宫颈锥切检查可协助诊断。

8. **IUC 合并子宫内膜癌** 高发年龄为 58～61 岁。放置 IUC 妇女绝经后延或绝经后阴道出血伴阴道排液应考虑本病。早期时妇科检查无明显异常。病情发展,子宫增大而软。分段诊断性刮宫病理诊断可确诊。

第二章 女用甾体激素避孕药具

女用甾体激素避孕药具主要是由人工合成的孕激素与雌激素制成。目前国内外采用的甾体避孕药具,是以人工合成的雌、孕激素复方制剂为主,也有单孕激素制剂。现避孕药具已达数十种,但基本上可分为以下几类:复方短效口服避孕药、紧急避孕药、长效避孕针、缓释系统避孕药具(包括皮下埋植剂、阴道环、皮贴等)。

第一节 复方短效口服避孕药

【概述】

目前国内外常用的复方短效口服避孕药(combined oral contraceptives,COC),是含有低剂量雌激素和孕激素的复合甾体激素制剂。避孕原理是通过抑制排卵、改变子宫颈黏液性状、改变子宫内膜形态及功能、改变输卵管功能等多环节共同作用。其优点是具有高效、简便、可逆等优势,且可在早期人工流产后、中期妊娠引产后或感染性流产后立即使用。正确使用时,其避孕有效率可达99%以上。

【适应证】

要求避孕的健康育龄妇女,无使用甾体避孕药的禁忌证者,均可选用。

【绝对禁忌证】

1. 血栓栓塞性疾病或病史。

2. 脑血管、心血管及其他血管疾病。

3. 高血压,血压≥21.3/13.3kPa(160/100mmHg)或伴血管疾病。

4. 乳腺癌。

5. 确诊或可疑雌激素依赖性肿瘤(子宫肌瘤除外)。

6. 良、恶性肝脏肿瘤。

7. 糖尿病伴肾、视网膜、神经病变及其他心血管病,或患糖尿病20年以上。

8. 重度肝硬化、病毒性肝炎急性期或活动期。

9. 妊娠。

10. 产后6周内母乳喂养。

11. 每天吸烟≥15支且年龄≥35岁的妇女。

12. 有局灶性神经症状的偏头痛,或年龄≥35岁的妇女无局灶性神经症状的偏头痛。

13. 经历大手术且长期不能活动者。

14. 已知与凝血相关的突变者(如V因子雷登;凝血酶原突变,蛋白s、蛋白c和抗凝血酶缺乏)。

15. 复杂性心脏瓣膜病,并发肺动脉高压、房颤及有亚急性细菌性心内膜炎病史者。

16. 系统性红斑狼疮　抗磷脂抗体阳性或不清。

17. 具有冠状动脉疾病多重风险因素　老龄,吸烟,糖尿病,高血压,血脂异常。

【相对禁忌证】

1. 高血压　血压在(18.7~21.2)/(12~13.2)kPa[(140~159)/(90~99)mmHg]之间。

2. 高血压病史(不包括妊娠期高血压,目前血压测量正常)。

3. 胆道/胆囊疾病,或有与服用口服避孕药相关的胆汁瘀积症病史。

4. 吸烟每天<15支,但年龄≥35岁。

5. 持续的无局灶性神经症状的偏头痛、年龄<35岁;或初发的无局灶性神经症状的偏头痛、年龄≥35岁。

6. 服用利福平、巴比妥类及拉莫三嗪抗癫痫药。

7. 产后42天内,未哺乳。

8. 哺乳　产后6周~6个月。

9. 乳腺癌病史,近5年来未发病。

【药名、剂量和用法】

详见表2-1。

表2-1　常用复方短效口服避孕药

药名	剂量(mg)/剂型	用法
复方炔诺酮片 (口服避孕片1号)	炔诺酮0.6mg 炔雌醇0.035mg 22片/板	月经周期第5天开始用药,一天1片,连服22天,不能间断,服完等月经来潮第5天继续服药。一般停药1~3天来月经,如停药7天月经未来,确认未妊娠后可以开始服下个周期的避孕药。如停经2个月以上,应做相应检查并排除妊娠
复方醋酸甲地孕酮片 (口服避孕片2号)	醋酸甲地孕酮1.0mg 炔雌醇0.035mg 22片/板	
复方左炔诺孕酮片	(1)左炔诺孕酮0.15mg 炔雌醇0.03mg 22片/板	
	(2)激素活性片21片 　(左炔诺孕酮0.15mg 　炔雌醇0.03mg) 空白片7片 28片/板	月经来潮的第1天开始用药,一天1片,连服21天含激素活性片,不能间断,再服7天空白片后进入第二个服药周期(无论月经是否干净);如果月经未来,确认未妊娠后可以开始服下个周期的避孕药

续表

药名	剂量(mg)/剂型	用法
左炔诺孕酮炔雌醇(三相)片	黄色6片(第1~6天) 　左炔诺孕酮0.05mg 　炔雌醇0.03mg 白色5片(第7~11日) 　左炔诺孕酮0.075mg 　炔雌醇0.04mg 棕色10片(第12~21天) 　左炔诺孕酮0.125mg 　炔雌醇0.03mg 21片/板	按药品包装上面箭头所指方向服用,首次服药从月经来潮的第3天开始,每晚1片,连续21天,先服黄色片6天,继服白色片5天,最后服棕色片10天。一般停药1~3天,月经来潮。停药7天后,按上述顺序服用下一周期药
去氧孕烯炔雌醇片	去氧孕烯0.15mg 炔雌醇0.03mg或0.02mg 21片/板	月经来潮的第1天开始,每晚服1片,连续服药21天不间断。停药7天后,接着服第2个周期的药
屈螺酮炔雌醇片	屈螺酮3mg 炔雌醇0.03mg 21片/板	
屈螺酮炔雌醇片(Ⅱ)	浅粉红色24片 　屈螺酮3mg 　炔雌醇0.02mg 白色4片(空白片) 28片/板	月经周期的第1天开始,每天服用1片浅粉红色药片,连续服用24天,随后在第25~28天每天服用1片白色无活性片。应在口服最后一片白色药片后第2天开始服用浅粉红色片,无论月经周期是否已开始或仍在月经中
复方孕二烯酮片	白色21片 　孕二烯酮0.075mg 　炔雌醇0.03mg 红色7片(空白片) 28片/板	月经来潮的第1天开始,每晚服1片白色激素药片,连续服药21天后,再服7天红色空白片。服空白片时月经会来潮。服完空白片后,接着服第2个周期的药,中间不停药

【孕激素药理特性】

详见表2-2。

表2-2　复方口服避孕药中不同孕激素在治疗剂量下的药理学特性

	药理学特性					
	孕激素活性	雌激素活性	糖皮质激素活性	雄激素活性	抗雄激素活性	抗盐皮质激素活性
天然孕酮	+	−	−	−	（+）	+
屈螺酮	+	−	−	−	+	+
孕二烯酮	+	−	−	（+）	−	（+）
去氧孕烯	+	−	−	（+）	−	−
左炔诺孕酮	+	−	−	（+）	−	−
醋酸甲地孕酮	+	−	−	−	−	−
炔诺酮	+	−	−	（+）	−	−

注：+有活性；（+）提示治疗剂量下活性可忽略；−无活性

【注意事项】

1. 告知可能的不良反应,权衡需求和风险后知情选择。常见的不良反应通常较轻,一般坚持正确服药几个月后可缓解或消失;严重不良反应较罕见。

2. 使用前应有相关体检,包括测量血压、体重、乳房检查、妇科检查等,必要时宫颈细胞涂片等相关实验室检查。

3. 建议每天相对固定时间服用,应注意不可随意更改服药时间,以保障避孕效果。

4. 药片潮解或有裂隙时不宜服用,需服用同样的未受损的药片,以避免影响避孕效果或引起不规则子宫出血。

5. 漏服、迟服者发生妊娠可能性增加,应及时补服(处理详见表2-3)。

6. 如有呕吐或腹泻,会影响药物的吸收,可能导致避孕失败,宜暂时加用其他避孕方法。

7. 使用利福平、抗惊厥药会降低复方口服避孕药的效果,如长期使用这些药物建议改用其他避孕方法;如短期使用,可在服用复方口服避孕药的同时加用其他避孕方法。

8. 不必定期停止使用,只有规律的服药才能预防妊娠。

9. 服药妇女可定期随访或常规健康体检,包括测量血压及乳房检查、妇科检查、宫颈细胞涂片检查,必要时做相关实验室检查。

10. 吸烟妇女服药,应劝告戒烟。

11. 出现可疑严重不良反应早期危险信号,包括下肢肿胀疼痛、腹痛、胸痛、头痛、眼睛问题(视力障碍、复视、视神经乳头水肿、视网膜血管病变等)等,及时停药,暂用其他避孕方法,并做相应检查,待明确诊断后再考虑是否重新开始服用。

12. 因手术或其他原因使得下肢制动1周以上,应停药(如果为择期手术,需至少提前4周),暂用其他避孕方法。恢复走动2周后可重新开始服用。

13. 服药妇女出现右上腹痛,应考虑做肝脏影像学检查及肝功能检查,发现异常,建议停药。

14. 如在服药期间妊娠,应告知目前无已知风险,是否继续妊娠自行决定。

15. 相对禁忌证者,服药期间应加强随访,如有异常及时诊治。

【漏服或迟服处理】

详见表2-3。

表2-3　迟服或漏服复方口服避孕药的处理

迟服或漏服情况		处理
延迟服用1片含激素药物<24小时	在任1周迟服	尽快补服1片含激素药物并继续每天1片用药直至本周期用药结束
漏服1片以上含激素药物	在第1周,漏服≥1片	尽快补服1片含激素药物并继续每天1片用药直至本周期用药结束。使用备用避孕方法7天,如果近5天内有无保护性生活,考虑紧急避孕
	在第2或第3周,漏服<3片	尽快补服1片含激素药物并继续每天1片用药直至本周期用药结束。丢弃所有不含激素药物,开始新的一个服药周期
	在第2或第3周,漏服≥3片	尽快补服1片含激素药物并继续每天1片用药直至本周期用药结束。丢弃所有不含激素药物,开始新的一个服药周期。使用备用避孕方法7天,如果反复或持续漏服,可考虑紧急避孕

注:1. 漏服被定义为在使用复方口服避孕药的既定时间24小时后或以上服用。

2. 尽快补服复方口服避孕药,意味着同一天可能口服2片。

3. 由于激素代谢可能存在相当大的个体间差异,不同妇女在漏服复方口服避孕药后是否会发生避孕失败也存在差异。

【不良反应及处理】

复方口服避孕药是由人工合成的雌激素和孕激素组成。目前,复方口服避孕药中的雌激素成分为炔雌醇,其剂量依品种略有不同;而主要区别在于所含孕激素的种类不同。人工合成的孕激素有17α-羟基孕酮、19-去甲基睾酮及17α-螺旋内酯三类。复方口服避孕药不良反应的发生可能与避孕药中雌、孕激素的剂量和性能有一定关系。

1. **雌激素引起的不良反应**

(1)临床表现:临床表现为恶心、呕吐、乳房胀痛、乳房增大(导管和脂肪组织)、水钠潴留引起的周期性体重增加、白带多、头痛、头晕等类早孕反应,常在服药第1～2周期发生,随服药时间延长而改善;也可引起蝴蝶斑样色素沉着。

(2)治疗原则:类早孕反应轻微者常随服药时间延长而改善。伴有蝴蝶斑的妇女避免或减少日光浴,做好防晒,严重者可停药。

2. **孕激素引起的不良反应**

(1)临床表现:随避孕药中不同的孕激素而异,如炔诺酮等雄激素的活性相对较强,会产生如食欲增加、体重增加、抑郁、乏力、性欲、性快感减退或亢进、痤疮、脂溢性皮炎、乳房不适、血压升高等。研究证明年龄、肥胖及家族高血压史是高血压的独立危险因素。

(2)治疗原则:乳房触痛、头痛、乏力、嗜睡等症状,轻者不必处理;或者换用含屈螺酮或去氧孕烯的复方短效口服避孕药,较重者建议停用。痤疮者可改用含屈螺酮的口服避孕药。血压超过 140/90mmHg,建议停药观察。

3. 突破性出血(又称服药期阴道出血)

(1)临床表现:多发生在服药前三周期,尤其是第一周期以及漏服之后。大多数出血量少,淋漓,少数出血量可达月经量。

(2)治疗原则:一般无需处理,坚持每天相对固定的时间服用,症状可以缓解甚至消失。重者可换用雌激素含量更高的口服避孕药或其他避孕方法。

4. 经量减少、停经

(1)临床表现:服避孕药常可出现月经减少,甚至少数停药后无撤退性出血(即停经)。

(2)治疗原则:经量减少一般不需处理,应向服药者说明药物抑制内膜生长,这是服药后的正常反应,对健康无影响。服药后无撤退性出血在排除妊娠后可按期服药,如在服药过程中连续停经 3 个月,应停药,改用其他避孕措施。停药后如持续性闭经,应查明原因,给予相应治疗。

5. 严重不良反应

甾体激素避孕药严重不良反应发生率很低,比较罕见,一旦发生以下罕见不良反应必须积极抢救,即使为药品不良事件,尚未确定与避孕药的因果关系,亦应建议停止使用。

(1)静脉血栓:属罕见不良反应。风险比未服药或非妊娠妇女高 2 ~ 3 倍,以使用第一年期间,特别是初用的 3 个月内风险最高。可发生于大腿、小腿、肺或盆腔静脉。因血栓部位不同有不同的临床表现,如下肢疼痛、肿胀、皮肤发红发绀及浅表静脉扩张,胸痛、呼吸困难、咳嗽、咯血、心动过速及晕厥。

(2)卒中:属罕见不良反应。使用避孕药的女性脑血管事件的相对风险为 1.5。包括缺血性卒中与出血性卒中。可以起源于静脉或动脉。发生卒中之前可能有偏头痛史或视力障碍。卒中早期症状:①突发一侧面部或肢体麻木无力,口角歪斜流涎;②突发视力模糊或失明;③突发语言表达或理解困难;④突发严重的不明原因头痛、呕吐;⑤突发不明原因的头晕、走路不稳或突然跌倒、遗忘或记忆障碍。出现卒中早期症状,不论时间长短应及时转相关科室就诊。

(3)心肌梗死:属罕见不良反应。风险在使用第一年最高。患者常有心前区疼痛史,表现剧烈胸痛,心前区刺痛续数小时,面色苍白、焦虑不安、全身乏力、皮肤湿冷、大汗淋漓,脉搏细而快,节律不齐。

(4)乳腺癌:关于乳腺癌与口服避孕药的相关性尚无一致研究结论。目前正在使用 COCs 或在过去 10 年使用过的妇女,患乳腺癌的风险不增加或略有增加。而这些病例被诊断为癌症时常为早期,病灶往往局限于乳腺,且癌症分化比从未使用过避孕药的癌症妇女好。检查可摸到乳腺肿块。活检可确诊。

(5)宫颈癌:目前大多数研究认为,与从不使用口服避孕药的妇女相比,宫颈癌的相对风险随使用时间的增加而增加,但可能与研究方法和混杂因素有关。必须强调 COC 使用者如同其他妇女一样,定期进行健康体检(包括宫颈细胞学等"两癌检查")是有益的。服复方短效口服避孕药前应进行咨询和知情选择,除外禁忌证。服药后定期随访,以便及时早期发现可能的不良发应。一旦发生以上严重不良反应之一者,必须立即停服避孕药,及时诊治和报告药物不良反应。

(6)眼睛症状:眼肿或眼痛,单眼或双眼失明、复视。

第二节 长效避孕针

【概述】

长效避孕针是甾体激素避孕剂。其优点是使用方便,效果可靠,无须口服给药。制剂类型有油剂、微晶混悬液,原理皆为药物储存于局部,缓慢释放后吸收维持长效作用。长效避孕针是以强效孕激素为主,复方长效避孕针中加有少量雌激素。肌内注射1支可以避孕1个月,甚至3个月,避孕有效率达99%以上。

一、复方雌-孕激素避孕针

【适应证】

1. 必须采取高效的避孕方法控制生育,并愿意选择注射方式避孕者。

2. 不能耐受或不能坚持服用口服避孕药,及放置宫内节育器易脱落者。

3. 不宜妊娠的慢性病者,注射避孕针对已有疾病无不良影响,并与治疗无相关作用,如结核病、智力低下等。

4. 贫血又需避孕者,对贫血有改善作用。

【禁忌证】

1. **绝对禁忌证**

(1)停药后1~2个月内计划妊娠者。

(2)不愿意或不可能按时接受注射者。

(3)甾体激素依赖性恶性肿瘤者,应听取肿瘤医师建议。

其余参照复方短效口服避孕药。

2. **相对禁忌证** 参照复方短效口服避孕药。

【种类及使用方法】

见表2-4。

表2-4 复方雌-孕激素避孕针种类和用法

名称	成分	剂量	用法
复方甲地孕酮避孕针	雌二醇	3.5mg	初次使用时,于月经来潮的第5天肌内注射2支(或在月经来潮的第5天和第12天各注射1支),以后每个月在月经来潮的第10天或第12天注射1支(月经周期短者,在月经来潮后第10天注射;月经周期长者,在月经来潮后第12天注射)。如果注射后未来月经,可相隔28天注射1次
	甲地孕酮	25mg	
复方庚酸炔诺酮注射液	戊酸雌二醇	5mg	
	庚酸炔诺酮	50mg	

【注意事项】

1. 用药前应仔细向咨询对象说明针剂的优缺点及可能出现的不良反应。

2. 如发生严重头痛、黄疸、视物模糊等症状,应及时就诊。

3. 使用中应定期做乳房检查,出现肿块,立即停药。

4. 首次注射后,需要观察 15 分钟以上,无特殊情况方可离开,以防过敏反应。有过敏者应停药。

5. 抽取药液时,应将药物摇匀并吸净。

二、单纯孕激素避孕针

【适应证】

1. 产后哺乳者 6 周后、产后未哺乳者 3 周后、吸烟者、轻度子宫内膜异位症需避孕者。

2. 余同复方雌-孕激素避孕针。

【禁忌证】

1. **绝对禁忌证**　同皮下埋植避孕剂。

2. **相对禁忌证**　月经初潮至 18 岁前, >45 岁。余同皮下埋植避孕剂。

【种类及使用方法】

醋酸甲羟孕酮注射液(DMPA)为进口制剂,内含醋酸甲羟孕酮 150mg。使用方法:注射第 1 针的时间在月经周期的头 5 天内,以后每 3 个月注射 1 针。

【注意事项】

同复方雌-孕激素避孕针。

三、不良反应及处理

长效避孕针剂有单方孕激素针剂和复方雌、孕激素针剂。通常为脂溶性或水混悬液,肌内注射后药物贮存于局部,缓慢释放,发挥长效避孕的作用。因此可避免药物由消化道吸收在肝脏的首过效应,消化道反应较轻微。避孕针剂虽然安全有效,但它如每一种药物一样可因药物种类、剂量、用药时间以及个体差异等出现不同不良反应。

(一)月经紊乱

【临床表现】

复方雌孕激素避孕针剂可引起月经量增多、点滴出血、不规则阴道出血和月经稀发。而单方孕激素针剂对月经周期控制较差,容易发生月经紊乱,常引起不规则阴道出血、多量阴道出血、点滴出血和闭经。

【治疗原则】

1. 严格按照适应证和禁忌证选择使用对象,重视用药前咨询,充分做好知情选择,加强随访,以提高注射避孕针剂的可接受性,提高使用率。

2. **不规则出血**　向使用者说明在使用复方雌、孕激素避孕针剂时,许多人会发生不规则出血,但并无伤害。通常是在最初几个月,随着使用时间延长可减少或消失。为了在短期内适度地缓解不规则出血,在不规则出血开始,可使用布洛芬,每次800mg,每天3次,连用5天;或使用其他非甾体抗炎药。非甾体抗炎药对皮下埋植剂、单纯孕激素避孕药和IUD引起的不规则出血有一定的缓解作用,对复方雌、孕激素针剂可能也有帮助。如果不规则出血持续或在正常几个月后又有发生,或闭经应排除其他疾病。

3. 多量出血 治疗方法与不规则出血相似。单纯孕激素避孕针:为了在短期内适度地缓解大量的或时间延长的出血,妇女可在大量出血的开始,服用口服避孕药,每次1片,每天1次,连服21天,或炔雌醇,每次50μg,每天一次,连服21天。如果出血对健康造成了威胁或妇女希望改用选择其他避孕方法。

4. 月经稀少 不需处理。

5. 闭经 对健康并无伤害,强调用药前咨询,充分解释,随访时消除顾虑。

（二）体重变化

【临床表现】

用单方孕激素避孕针的妇女可能产生体重增加,主要是体内脂肪增加而不是液体潴留。据WHO主持的三个DMPA 150mg每3个月注射一针的多中心研究,使用1年后体重增加的范围是1.48~2kg。

【治疗原则】

可调整饮食结构、适当控制饮食,加强体育锻炼,以咨询为主,不需服用药物。个别体重增加过多,一般停药后可逐渐恢复。

（三）头痛、头晕

【临床表现】

注射避孕针后头痛、头晕、神经过敏、失眠。一般症状较轻微,个别使用者发生严重头痛或偏头痛,甚至出现复视或视力模糊。

【治疗原则】

症状较轻者可对症处理,严重头痛、偏头痛伴复视、视力模糊者应停药,请相关科室专家会诊处理。

（四）抑郁

应用长效避孕针发生抑郁是较少见的,长效针剂与抑郁的关系目前结论不一。

【临床表现】

用药后发生抑郁、乏力。

【治疗原则】

用药前严格掌握适应证,加强心理咨询,如抑郁症状加重应及时停用。

（五）阴道分泌物减少、性欲下降

【临床表现】

使用避孕针后,阴道分泌物减少,性生活感觉干涩、疼痛、不适,个别出现性冷淡及不同程度的围绝经期症状。

【治疗原则】

加强咨询,可使用润滑剂、雌激素软膏等。

(六)骨密度、脂代谢、糖代谢

长期使用避孕针剂与骨密度的关系目前结论不一,大多数研究发现妇女在使用 DMPA 期间高密度脂蛋白降低,但在停用后恢复正常。以前一直认为甾体避孕药影响脂代谢主要是雌激素的作用,近年来发现由于孕激素有拮抗雌激素的作用,且含雄激素活性,因此也可以改变正常的脂代谢。

避孕针剂对糖代谢的影响不同,研究结论不一。一般认为用药后可升高空腹血糖及对胰岛素抵抗,但未报道应用一般避孕剂量而发展为糖尿病的。即使使用大剂量 DMPA 治疗内膜癌后发生糖尿病也罕见。

【诊断要点】

主要经过化验检查以确定诊断。

【处理原则及方案】

严格掌握适应证,体检、化验检查出现异常,立即停药。

(七)其他不良反应

参见复方短效口服避孕药及皮下埋植剂。

(八)生育能力影响

注射避孕针停用后生育力的恢复有一个过程,比口服避孕药和 IUC 使用者停用后生育恢复的平均时间更迟,且对每个使用者而言,事前难以预料停用后的恢复时间。因此,对于停药后急于妊娠者不适合。

第三节　皮下埋植剂

皮下埋植剂(implants)是一种长效可逆缓释系统。皮下埋植避孕法,是在育龄妇女的上臂内侧皮下埋植含单方孕激素避孕药的硅胶囊(棒),药物以缓慢恒定的速度释放进入血液,以达到长期避孕的目的。

一、皮下埋植剂放置

【适应证】

健康育龄妇女且无禁忌证者,特别适用于下列情况:

1. 需要长期避孕的妇女者。

2. IUD 反复脱落或带器妊娠者。

3. 生殖器官畸形、子宫肌瘤等导致宫腔变形,不宜放置 IUD 者。

4. 对服用含雌激素避孕药有禁忌证者。

5. 应用口服避孕药难以坚持者。

6. 已生育子女,需要长期避孕又不适宜绝育或对绝育有顾虑者。

7. 产后 6 周以上哺乳妇女。

【绝对禁忌证】

1. 妊娠或可疑妊娠者。

2. 不明原因的不规则阴道出血者。

3. 母乳喂养,且产后 <6 周者。

4. 乳腺癌患者。

5. 急慢性肝炎、肾炎、肝肾功能异常者。

6. 肝硬化失代偿期、肝细胞腺瘤、肝癌患者。

7. 现患和曾患缺血性心脏病、有脑血管意外史者。

8. 急性深静脉血栓/肺栓塞患者,抗磷脂综合征患者。

9. 偏头痛伴有局灶性神经症状者,严重头痛者。

10. 糖尿病有并发症者。

11. 凝血功能障碍或严重贫血。

【相对禁忌证】

1. 吸烟妇女,且年龄大于 35 岁。

2. 高血压患者。

3. 深静脉血栓或肺栓塞家族史。

4. 癫痫、抑郁症。

5. 乳腺包块未明确诊断者。

6. 深静脉血栓/肺栓塞病史;正在进行抗凝治疗的深静脉血栓/肺栓塞患者。

7. 高血脂者。

8. 系统性红斑狼疮(SLE)患者。

9. 偏头痛没有局灶性神经症状者。

10. 宫颈癌患者、宫颈上皮内瘤变患者。

11. 糖尿病患者无并发症者。

12. 胆囊疾病或与 COC 有关的胆汁瘀积症者。

13. 肝脏局灶性结节状增生。

14. 长期服用巴比妥类、抗癫痫类、利福平、苯妥英钠或四环素族抗生素等药物者。

15. 经历大手术长期不能活动者。

【术前准备】

1. 术前咨询 由专业技术人员详细介绍皮下埋植剂的避孕优点、可能出现的出血模式改变和其他不良发生,使服务对象对该避孕方法有全面、充分的了解,签署知情同意书。

2. 询问健康史、月经史和家族史。

3. 体格检查,包括体温、血压、体重、乳房和盆腔检查。

4. 做血常规、凝血功能、乙型肝炎病毒表面抗原、丙型肝炎病毒核心抗体、HIV 抗体、梅毒血清血检查。

5. 盆腔 B 超检查,宫颈细胞学检查。

6. 填写皮下埋植剂放置术接纳记录表(表 2-5),安排手术日期。

表2-5 皮下埋植剂放置术接纳记录表

姓名_____年龄___职业_____门诊号_____ 日期_____年___月___日
单位_____家庭地址_____邮编_____电话_____
月经史 经期/周期___/___ 经量 多 中 少 痛经 无 轻 重 末次月经 ___年__月__日
孕/产次_____/_____ 末次分娩日期_____年__月__日 方式_____哺乳 否 是(___个月)
引(流)产史:次数_____末次终止时间_____终止方式_____
既往史_____避孕史_____药物过敏史_____
体格检查 血压___/___mmHg 脉搏___/min 体温___℃,体重___kg 心__肺__肝__脾__乳房__
妇科检查 外阴___ 阴道___ 宫颈_____ 子宫大小___周 质地___ 压痛 无 有
附件_____
辅助检查 血常规_____ HBsAg、HIV、TP _____
超声检查_____ 宫颈涂片(巴氏分级)_____
其他_____
诊断_____ 检查者_____

【埋植剂种类】

详见表2-6。

表2-6 国内外使用的皮下埋植剂

	药品名	孕激素及含量	数量(根)	避孕有效期
国外	左炔诺孕酮埋植剂 (Norplant)	左炔诺孕酮216mg	6	FDA批准5年
	左炔诺孕酮埋植剂 (Jadelle)	左炔诺孕酮150mg	2	FDA批准3年 11个国家批准5年
国内/国外	依托孕烯植入剂 (Implanon)	依托孕烯 68mg	1	FDA/SFDA 批准3年
国内	左炔诺孕酮硅胶棒Ⅰ型	左炔诺孕酮216mg	6	说明书5年
	左炔诺孕酮硅胶棒Ⅱ型	左炔诺孕酮150mg	2	说明书4年

目前应用:国产左炔诺孕酮(LNG)硅胶棒埋植剂Ⅰ型(6根)每根含LNG 36mg,总量216mg,有效期7年;左炔诺孕酮硅胶棒埋植剂Ⅱ型(2根),每根含LNG 75mg,总量150mg,有效期4年。国外引进的为依托孕烯植入剂(1根),每根含依托孕烯68mg,有效期3年。

【埋植时间】

1. 月经来潮1~7天内,依托孕烯埋植剂建议在月经1~5天植入。

2. 人工流产术后立即放置。

3. 母乳喂养者产后6周以后、非母乳喂养者产后即可埋植;月经未转经者,应排除妊娠后埋植。

【埋植部位】

左上臂内侧为宜,左利者埋于右上臂内侧。

【麻醉】

可选用0.5%利多卡因局部浸润麻醉。

【手术步骤】

左炔诺孕酮埋植剂(6根型、2根型):

1. 手术应在手术室进行。术者穿手术衣,戴帽子、口罩,戴无菌手套。

2. 受术者取平卧位,左(右)手臂外展外旋平放于托板上。

3. 打开消毒手术包。

4. 用2.5%碘酊和75%乙醇或5%碘伏消毒上臂皮肤,铺孔巾。

5. 打开皮下埋植剂的包装,置于手术台消毒巾上,清点埋植剂数目。

6. 于肘关节上6~8cm,向上行扇形浸润麻醉。

7. 用尖刀切开皮肤真皮层,长2~3mm。

8. 认清套管针的刻度,斜向刺入皮下组织内,轻轻将皮肤挑起,向扇形的一侧推进达第2或第3刻度处(视皮下埋植剂的类型而定),拔出针芯,放入1根埋植剂,用针芯将其推送,遇阻力时停止,并固定针芯,后退套管达第1刻度处,埋植剂即埋入皮下,6根型每根以15°角扇形排列;2根型则呈45°角排列。

9. 植完毕,拔出套管针,以创可贴封闭切口,外覆盖纱布,再用绷带包扎。依托孕烯植入剂(1根):按产品说明书操作。

【注意事项】

1. 麻醉剂须注入真皮下,分离真皮与皮下组织。

2. 套管针行进时,应将皮肤平行轻轻挑起,保证埋植剂埋植于紧贴真皮下的皮下组织内,避免误入深皮下组织或肌层。

3. 穿刺中如遇阻力,应改变方向,不可强行穿刺。

4. 每做下一次穿刺时,左手示指固定已植入的前1根胶棒,避免重叠或将其刺破。

5. 后退套管时,必须固定针芯,以免胶棒移位。

6. 术中若发现皮下出血较多,术毕应用绷带加压包扎,压迫止血。

【术后处置】

1. 填写埋植手术记录表 见表2-7。

表2-7 埋植手术记录表

```
手术日期 ____年___月___日 体温_____℃

末次月经 ____年___月___日 埋植次数_____

埋植时期_____ 经期  哺乳闭经_____个月  人流后即时  其他_____

埋植部位 左上臂  右上臂  其他____术中用药_____

埋植剂种类_____ 埋植剂数量_____根

术中特殊情况 _____

随访日期_____年____月

                                    手术者_____
```

发放皮下埋植随访卡,相关信息包括:皮下埋植类型、避孕有效期、植入时间、随访时间、需要取出和更换的时间。

2. 告知受术者注意事项

(1)术后休息 2 天,可进行日常活动,但植入埋植剂的上肢应避免重力和过度活动。

(2)加压包扎者术后 1 小时自行松解绷带。

(3)3 天后取下绷带,5 天后取下创可贴,一周内保持伤口干燥。

(4)伤口局部出现轻度肿胀、疼痛和轻度皮下淤血,无需特殊处理。

(5)告知术后 1 个月随访,以后每年随访 1 次。

(6)有以下情况时应随时就诊:

1)可疑妊娠或已确诊为妊娠。

2)局部明显肿胀、淤血、感染或埋植物脱出。

3)持续性阴道多量出血。

4)下腹剧烈疼痛或可疑异位妊娠。

5)严重头痛、黄疸、乳房肿块、高血压或视觉障碍等特殊症状。

6)体质量大幅度增加。

7)到期取出或因各种原因提前取出者,应到原埋植医院或开展皮下埋植手术的医院实施手术。

3. 皮下埋植剂放置后,如发生如下情况应立即取出:

(1)首次发生偏头痛。

(2)反复发生异常剧烈的头痛。

(3)急性视觉障碍。

(4)血栓性静脉炎或血栓栓塞症。

(5)因病长期卧床。

(6)肝病症状。

(7)血压明显升高。

(8)意外妊娠或可疑异位妊娠。

(9)乳腺癌。

(10)缺血性心脏病或卒中。

二、皮下埋植剂取出

【适应证】

1. 埋植剂使用期已满。

2. 计划妊娠。

3. 改换避孕措施。

4. 不需要继续避孕。

5. 因不良反应取出。

6. 避孕失败。

7. 患有其他疾病不宜继续使用。

【禁忌证】

1. 患病急性期(因皮下埋植剂引起严重不良反应例外),应待治愈或病情稳定后再取出。

2. 埋植部位皮肤感染时,先控制感染后再取出,如因埋植剂引起感染,应在抗感染同时立即取出埋植剂。

【术前准备】

1. 术前咨询并了解取出原因,需告知埋植剂取出后生育能力可立即恢复,如需要继续避孕者应采取其他避孕措施。受术者知情并签署同意书。

2. 体格检查 包括测量体温、体重、血压,心肺听诊。

3. 辅助检查 包括血常规、凝血功能、乙型肝炎病毒表面抗原、丙型肝炎病毒核心抗体、HIV 抗体、梅毒血清学检查。

【手术步骤】

手术应在手术室进行。

1. 体位同本章"第一节 皮下埋植避孕剂放置"。

2. 摸清埋植剂的分布及深浅。

3. 在埋植剂下方注入麻醉剂 2~3ml,使埋植剂上举接近皮肤表面。

4. 于原切口处,切开皮肤,长 3~4mm。

5. 左手指将接近切口的一根埋植剂推向切口,暴露末端,用小弯血管钳夹住,钝性或者锐性剥离埋植剂表面的纤维,埋植剂外露后,再用另一把小弯钳将其抽出。同法再取其余埋植剂,直至全部取出。如埋植剂不易被推向切口处,分离纤维膜后再抽出。

6. 局部消毒后,使用创可贴封闭伤口,纱布包扎,压迫止血。

7. 埋植剂到期,但希望继续使用埋植剂避孕时,可以在取出的同时埋植一组新的埋植剂。

【注意事项】

1. 钳夹时尽量夹住埋植剂末端,避免胶囊壁断裂,造成取出困难。

2. 取出困难时,不要勉强,必要时可行第二切口,或等 6~8 周后再行取出术。

3. 全部取出后,清点埋植剂根数,核对每根长度,并记录埋植剂的外观和有无缺损。

【术后处置】

1. 填写皮下埋植剂取出术记录(表 2-8)。

2. 告知受术者注意事项

(1)术后休息 2 天。

(2)5 天后取下创可贴,7 天内保持局部干燥,不浸水。

(3)对需避孕者给予指导。

表2-8　皮下埋植剂取出术记录表

姓名_____　年龄_____　职业_____　门诊号_____

日期____年___月___日

单位/家庭地址_____　邮编_____　电话_____

孕/产次___/___末次妊娠终止日期_____年___月___日　末次妊娠结局____哺乳　否　是(___个月)

月经史　经期/周期___/___经量　多　中　少　痛经　无　轻　重　末次月经_____年___月___日

既往史_____　药物过敏史_____

埋植年限_____年　类型_____　埋植剂数量_____

体格检查　血压___/___mmHg　脉搏___/min 体温____℃ ,心___肺___

辅助检查　血常规_____HBsAg、HIV、TP_____超声检查_____其他_____

诊断_____检查者_____

取出日期_____年___月___日　取出原因_____　体温____℃　手术者_____

手术　顺利　困难(详述)_____

出血　无　有_____ml　术中用药_____

取出埋植剂数量_____　外观　正常　异常(完整　断裂　残留　)

术中特殊情况_____

三、皮下埋植剂不良反应及手术并发症

(一)不良反应

皮下埋植剂为单孕激素缓释系统,可能出现的不良反应和其他单孕激素制剂相同,如月经模式改变、闭经、恶心、头痛、头晕、食欲改变、体重改变、哮喘、抑郁、痤疮、色素沉着以及因埋植剂引起的局部不适等。因皮下埋植剂激素用量小,除月经问题外,上述其他不良反应发生率低,症状轻,绝大部分在使用早期消失。

1. 月经模式改变

【临床表现】

使用埋植剂后,月经模式的改变主要表现为月经频发、经期延长、经间期点滴出血或不规律出血,也可表现为经量减少、月经稀发或闭经。月经模式的改变是终止使用皮下埋植剂的主要原因,占总终止率的70%。月经模式的改变虽很常见,但很少导致贫血。

【治疗原则】

(1)排除妊娠或异位妊娠;排除引起出血的其他原因如子宫内膜息肉、子宫腺肌症、子宫肌瘤、子宫内膜癌等。

(2)以咨询为主,告知妇女月经模式的改变是单纯孕激素的常见副反应,有逐步好转的自然规律,原则上不必过多干预。

(3)出血时间延长超过7天不能耐受者可给以下药物之一,可反复应用,一年内不超过3次。不然失去使用单孕激素埋植剂的意义。

1)炔雌醇0.025~0.05mg,每天1次,连服5~21天。

2)短效口服避孕药1片,每天1次,连服21天,随后停药7天。可用3个月。

3)17β-雌二醇或戊酸雌二醇 1～2mg,每天 1 次,连服 21 天。

4)布洛芬(异丁苯丙酸)800mg,每天 3 次,连服 3 天。

5)止血药或中药对一部分病例有一定疗效,例如维生素 K、氨甲环酸、卡巴克络、宫血宁等。

(4)闭经者,如无症状在排除早孕后,可不必处理,需要加强进一步咨询指导。必要时检测雌激素水平,如在正常范围则更加支持为药源性闭经而无需处理。

(5)以上处理无效可取出皮下埋植剂。

2. 类早孕反应

【临床表现】

类早孕反应如恶心、呕吐、头晕、乏力等症状发生率极低。

【治疗原则】

常不需要治疗。症状明显者可应用维生素 B_6 口服观效。

3. 乳房胀痛

【临床表现】

发生率极低,随时间延长能自行消失。

【治疗原则】

必要时试用中药改善症状。如发现乳房肿物需除外乳腺癌。

4. 体重增加

【临床表现】

4%～9%的使用者会出现体重增加,研究的结果提示其多数与年龄增长有关。

【治疗原则】

可适当控制饮食,加强体育锻炼,以控制体重增加。

5. 头痛

【临床表现】

头痛的发生率为 1%～4%,一般为轻度、间歇性头痛。个别使用者头痛持续时间长,进行性加重,或严重头痛反复发作,或出现一过性双眼或单眼视力障碍,脉搏跳动样耳鸣,闪光幻觉及动眼球时引起疼痛。

【治疗原则】

应及时取出皮下埋植剂,并进一步全面检查,包括神经科检查以除外其他疾病,如特发性颅内压增高(IIH)。

6. 功能性卵巢囊肿

【临床表现】

一般可有直径 5～7cm 大小的卵巢囊肿,常在盆腔超声检查时发现,部分妇女可有不适感。

【治疗原则】

如确诊为功能性卵巢囊肿,则不须取出皮下埋植剂,增大的囊肿常自行萎缩或消失,不必处理。但需要定期复查观察囊肿变化,并鉴定囊肿性质,如卵巢囊肿持续长大或出现实性肿物应行腹腔镜或开腹探查术,以免延误病情。极少数妇女可能发生卵巢囊肿蒂扭转或破裂,需紧急手术处理。

(二)手术并发症

1. 术后伤口感染

【临床表现】

与手术器械消毒和操作时的无菌技术不严有密切关系。发生率低。表现为埋植部位局部红肿或发生淋巴管炎。

【治疗原则】

伤口换药,局部热敷,口服或静脉注射抗生素。如感染不能控制或处理不及时引起脓肿,应取出埋植剂。埋植剂取出后,常规换药并口服抗生素,感染控制后不会留后遗症。

2. 埋植剂脱出

【临床表现】

由于操作不熟练或操作不当,极少数情况下可发生埋植剂一部分脱出,硅橡胶棒一端裸露在表皮外,造成局部不适或感染。

【治疗原则】

应将脱出的硅胶棒取出弃去,重新在原切口附近埋植一根新的相同的硅胶棒。

3. 取出困难

【临床表现】

有一根或几根埋植剂难以被取出,埋植剂不能推至切口处。

【治疗原则】

采用以下步骤可有帮助:

以左手的示指及中指触及埋植剂的两端,将埋植剂推向切口。

(1)蚊式钳伸入切口内并置于埋植剂下,同时用示指挤压埋植剂到切口部位。

(2)蚊式钳尖端指向皮肤,放于埋植剂下。此时蚊式钳伸入切口约 0.5~1cm,用示指把埋植剂末端下压至蚊式钳,使之夹住。

(3)此时不要急于把埋植剂拉出,使用蚊式钳夹住埋植剂末端不动,继续将埋植剂末端推向切口部位。

(4)蚊式钳朝向受术者肩部转 180°,蚊式钳转向肩部的同时蚊式钳顺时针转 180°,使埋植剂末端能暴露于切口部位。

(5)以纱布清除蚊式钳及埋植剂的周围软组织,直至能见到埋植剂。

(6)以另一把蚊式钳打开包围的纤维组织,夹住埋植剂端,放开第一把蚊式钳,抽出埋植剂。

(7)如一次不能立即见到埋植剂,可以重复3、4、5步骤。

(8)如埋植剂埋植过深,手指无法触及,可以有两种方法:

1)放射:50~55kV 及 4~5mA,曝光 0.03 秒,可见埋植剂的阴影,如其深度不能决定,可以再次检查。

2)超声亦可帮助定位。

（9）如埋植剂中有游离，远离切口，则在其附近另作一小切口取出。

第四节　阴道避孕环

阴道避孕环是将甾体激素避孕药放在无活性的环形载体中，由妇女自行放置于阴道穹隆处，通过恒定释放一定剂量的避孕药物，经阴道黏膜吸收，达到避孕的目的。属药物缓释系统中的一种。

目前使用最广泛的复方阴道避孕环（combined vaginal ring，也称为 NuvaRing）为核心型（贮库型）载药阴道环，环外径为 54mm，横截面直径为 4mm，每环内含合成孕激素依托孕烯 11.7mg 和炔雌醇 2.7mg，在 3 周的使用期间每天持续释放依托孕烯 120μg 和炔雌醇 15μg，每个环可持续使用 3 周。其避孕有效性类似于复方短效口服避孕药（COC），Pear 指数为 0.64 ~ 0.74。

【适应证】

健康育龄妇女，对雌孕激素无禁忌证者。

【禁忌证】

1. 雌孕激素相关禁忌证，同本章"第一节 复方短效口服避孕药"。

2. 子宫脱垂。

3. 阴道前后壁膨出。

4. 尿失禁、反复泌尿系感染。

5. 慢性咳嗽。

6. 严重便秘，有腹内压增高。

7. 阴道宫颈炎症。

以上 2 ~ 6 情况放置阴道避孕环时容易脱落。

【用法及注意事项】

1. 使用前做好咨询工作，向服务对象详细介绍阴道避孕环的作用和优缺点，以及可能发生的不良反应和注意事项。

2. 于月经周期的第 1 天用拇、中两指将阴道避孕环捏扁，向上向后置入阴道。如果感到不适，可以轻推阴道避孕环，直到不适感消失。阴道避孕环将持续使用 3 周，3 周后从阴道中取出，保持 1 周无环期，1 周后开始使用一个新的阴道避孕环。首次使用应有医务人员指导。

3. 性交时不必取出，如性交时有不适感可以取出，在性交后尽快重新放入阴道，离开阴道不能超过 3 小时。

4. 新的阴道避孕环植入时间应与第一个环的植入时间相同，如果植入晚于 3 小时，则在随后 7 天内应使用避孕套避孕。

5. 如果无环期超过 7 天，则在此后的 7 天内性交时应当使用避孕套。

6. 如环脱出阴道口，可用手指推入阴道深部。如环自行脱落出阴道，可用冷开水冲洗后尽快放入阴道。如果阴道避孕环脱出阴道超过 3 小时，则在随后 7 天内应使用避孕套避孕,且阴道避孕环保持在阴道内至少 7 天。

7. 出现下列情况应警惕意外妊娠　①阴道避孕环在使用的第 1 周内脱出阴道且超过 3 小时;②无环间期超过 7 天;③阴道避孕环持续在阴道内超过 4 周;④连续 2 个周期没来月经。

【不良反应及处理】

1. 不规则出血　多发生在 3 个月内,处理以咨询为主,一般不需特殊治疗,随着使用时间的延长多会自然好转。若持续存在则需要排除恶性疾病或妊娠。

2. 环脱落、性交问题和异物感　处理见本节注意事项。

3. 阴道分泌物增加　除外生殖道感染则不需治疗。

第五节　紧急避孕药

紧急避孕是指在无保护性交后的一定时间内,采用服药或放置含铜宫内节育器,以避免非意愿妊娠。无保护性交包括:未使用任何避孕方法、避孕失败或使用失误、遭到性强暴。紧急避孕是一种补救性避孕措施。

由于应用药物紧急避孕只能对此次无保护性生活起保护作用,而本周期再发生性交时必需采用避孕套等其他避孕方法;同时研究表明,反复使用紧急避孕药的妇女比持续使用其他避孕方法的妇女更有可能发生非意愿妊娠,所以紧急避孕药不能作为常规避孕方法使用。

紧急避孕药物(emergency contraceptive pills,ECPs)主要通过阻止或延迟排卵发挥避孕作用。目前应用种类包括:单孕激素(左炔诺孕酮)、雌孕激素复合制剂(国内使用含左炔诺孕酮复方短效避孕药)、米非司酮(仅限于我国及周边少数国家使用)。

【适应证】

1. 未采用任何避孕措施。

2. 避孕方法失败或使用不当

(1)避孕套破裂、滑脱或使用不当。

(2)安全期计算错误,易受孕期禁欲失败。

(3)阴道隔膜或宫颈帽放置位置不当、破裂、撕脱或取出过早。

(4)体外排精失误,如阴道内或阴道口射精。

(5)外用杀精剂起效前性交或性交时间超过 30 分钟。

(6)复方短效口服避孕药漏服,参见本章第一节漏服药处理。

(7)单纯孕激素避孕针注射时间延误 2 周以上,如醋酸甲羟孕酮(DMPA)。

(8)雌孕激素复合避孕针注射时间延误 3 天以上。

(9)阴道避孕环脱落超过 3 小时,复方阴道避孕环未按说明使用。

(10)IUC 脱落。

3. 遭受性暴力的伤害。

【禁忌证】

1. 已确诊妊娠。紧急避孕药对已妊娠的妇女无作用。

2. 左炔诺孕酮制剂紧急避孕药的禁忌证与单纯孕激素避孕药相似。

3. 紧急避孕药防止意外妊娠的作用大于对身体的潜在不利影响,但有心血管、肝脏疾病,偏头痛等情况,应在咨询后确定是否使用。频繁重复使用,建议进行评估。

【种类和用法】

1. 单方孕激素制剂 包括左炔诺孕酮片(每片0.75mg或1.5mg)、左炔诺孕酮肠溶胶囊(每个胶囊0.75mg或1.5mg):性交后72小时内口服0.75mg,12小时后重复1次;或者单次口服1.5mg。

2. 雌孕激素复合剂 复方左炔诺孕酮短效口服避孕药(炔雌醇0.03mg+左炔诺孕酮0.15mg):首次在性交后72小时内服用4片,相隔12小时再服用4片。

3. 米非司酮 性交后72小时内口服1片(10mg或25mg)。

【不良反应及处理】

1. 恶心和呕吐 常发生在服药3天内,持续时间一般不超过24小时。通常不必特殊处理。米非司酮的发生率最低。左炔诺孕酮肠溶胶囊可减少胃肠道不良反应。如在服药后3小时内呕吐,应补服1次。

2. 乳房胀痛、头痛、头晕、乏力 常发生在服药后1~2天,持续时间一般不超过24小时,通常不必特殊处理。严重者可用止痛药对症处理。

3. 不规则子宫出血 通常为点滴状,一般不必特殊处理。但应让服药者了解这不是月经来潮,也不意味着紧急避孕成功,应警惕异位妊娠的风险。

4. 月经提前或延迟 服用紧急避孕药物后,月经通常会在预期月经日的前后1周之间来潮。使用左炔诺孕酮紧急避孕药后月经提前的发生率明显高于米非司酮;而使用米非司酮紧急避孕药后月经延迟比较常见。如果月经延迟1周,应行妊娠试验,以明确是否为避孕失败。

【注意事项】

1. 紧急避孕药越早使用避孕效果越好。

2. 紧急避孕药不增加异位妊娠的发生,但对紧急避孕失败者应排除异位妊娠。

3. 服用紧急避孕药的周期,不应再有无防护措施的性生活,因紧急避孕药只对距离服药最近的一次无保护性交产生避孕作用,对服药后发生的性交无避孕作用。

4. 按规定、按剂量服药,不必多服。多服或同1个月经周期多次服药不能提高紧急避孕的有效率,只会增加副作用的发生率和严重程度。

5. 与常规避孕方法相比,紧急避孕药激素含量大、避孕有效率低,因此不能替代常规避孕方法。服用紧急避孕药后应尽快落实常规避孕措施。

6. 如与其他药物(尤其是苯巴比妥、苯妥英钠、卡马西平、利福平、大环内酯类抗生素、咪唑类抗真菌药、西咪替丁以及抗病毒药等)同时使用,可能会发生药物相互作用,影响避孕效果。

7. 紧急避孕药不能治疗和预防性传播疾病。

8. 含左炔诺孕酮紧急避孕药失败的妇女可以知情选择继续妊娠。

第三章　其他避孕方法

第一节　屏障避孕法

利用屏障的方法阻止精子与卵子相遇而达到避孕目的。该方法不干扰机体生理，对身体无害，若正确使用，避孕效果可靠。

一、男用避孕套

男用避孕套(阴茎套)为乳胶薄膜制成的长形套，性交时套在男性阴茎上防止精液流入阴道，是目前男性节育措施中最常用的方法，具有安全有效、方便价廉、可自行掌握等优点，其避孕有效率取决于正确的使用方法。每次性生活时坚持并正确使用，避孕有效率达到95/百妇女·年(国际妇女年统计法)；若同时配合使用杀精药剂，可进一步提高其避孕效果。使用阴茎套的同时可防止性传播性疾病(STD)；对于某些妇女由于对配偶精液过敏或因产生凝集抗体而引起不孕，避孕套的使用亦可防止过敏或降低抗体滴度，增加妊娠机会。

【适应证】

自愿要求避孕而无乳胶过敏史者均可使用。

【禁忌证】

1. 对乳胶或避孕套中加用的杀精子药过敏者。

2. 应用时阴茎不能保持在勃起状态者。

【种类】

1. **根据避孕套的直径分类**　我国生产的避孕套长度都在19cm左右，根据其直径分为特大号、大号、中号、小号4种，相应直径分别为37mm、35mm、33mm、31mm，市场上供应产品以中号居多。

2. **根据避孕套的厚薄分类**　大致分为厚壁型(壁厚0.05~0.07mm)、薄型(壁厚0.04mm)、超薄型(壁厚0.02~0.03mm)。

3. **根据避孕套的制造材料分类**

(1)天然橡胶避孕套：使用最多。

(2)聚氨酯避孕套：主要特点：①传导体温和接触敏感性好，性愉悦感好；②无橡胶过敏反应；③性质稳定，储存时不易变质，而且可以使用油基润滑剂。

(3)合成橡胶避孕套：主要特点：①优良的抗拉伸性、耐低温性、易加工性；②无毒性，无味，低过敏性及无排斥反应；③气密性好，具有较好的紫外线稳定性、抗氧化

41

性等。

4. 根据避孕套形状分类

（1）普通型：外形圆柱状，顶部有一个储精囊，体部光滑。

（2）龟头型：外形类似阴茎，体部有卡腰，可卡在阴茎冠状沟处，有助于男性的性感传导。

（3）凹凸型：体部有数个狭窄段。

（4）异型：体部有均匀的乳胶颗粒、螺纹或者"快乐刺"，可以增强对阴道的刺激，提高女性的性快感。

5. 根据避孕套的润滑剂种类分类　可分为硅油润滑剂避孕套、水溶性润滑剂避孕套等。

【使用方法】

1. 使用前检查有效期及外包装是否完整。每次性交接触前即开始使用，不要在射精前才使用。

2. 卷好避孕套，捏瘪避孕套的储精囊挤出其中空气，将套贴在勃起的阴茎头部，顺势将卷边翻下直达阴茎根部。

3. 带套后可在避孕套外涂上含杀精子药的避孕药膏，增加润滑。

4. 射精后在阴茎未完全软缩前，从阴茎根部按住套的上口，与阴茎一起从阴道撤出，以免精液溢入阴道。延迟时间则套可脱落在阴道内。

5. 避孕套为一次性使用，用后弃去。

【注意事项】

1. 使用避孕套避孕，必须坚持每次性交开始前及时使用。

2. 避孕套为乳胶制品，空气、阳光、温度或湿度均可影响其质量，必须保存在阴凉避光处，并避免与樟脑等物接触，以防变脆。应注意生产日期，保存期一般不超过2年。

3. 不应采用油脂类润滑剂，因其与乳胶接触60秒后，套的强度可下降90%。

4. 使用避孕套时，注意不要被指甲、戒指等损坏。

5. 性交后，若发现阴茎套破裂或滑脱在阴道内，应立即采用补救措施，如72小时内服用紧急避孕药或120小时内放置含铜IUD。

【不良反应】

1. 降低性快感为其主要缺点。

2. 对乳胶制品过敏者。

二、女用避孕套

女用避孕套是由乳胶制成的柔软、宽松、袋状避孕工具。长15～17cm，开口端外连一直径7cm的柔韧外环，封闭端套内游离一直径5.5cm的内环。使用前在阴道套内和阴道套的封闭端加用润滑剂或杀精子药。

【适应证】

育龄妇女可使用。

【禁忌证】

对乳胶制品过敏者。

【使用方法】

用示指和中指握住避孕套封闭端及内环,轻轻挤压成狭长形状并将内环推入阴道深处,沿阴道后壁置入阴道后穹隆前方,阴道口外留 2~3cm 套,将外环贴在外阴处,可在外露的女用避孕套内,外加润滑剂或杀精子药。外环覆盖在外阴。性生活时确保阴茎进入避孕套并保持其中。性生活后,握住外环旋转一周,使套口封闭,轻轻拉出,丢弃。

【注意事项】

1. 性交时感到外环移动是正常现象。

2. 如感到外环进入阴道,或阴茎从女用避孕套下方进入阴道,应停止性生活,这两种情况均要取出阴道套,加些润滑剂或杀精子药,重新放置。

3. 性交后,若发现避孕套破裂或滑脱在阴道内,应立即采用补救措施,如 72 小时内服用紧急避孕药或 120 小时内放置含铜 IUD。

第二节　阴道杀精剂

阴道用杀精药物避孕方法是在性交前将杀精剂放入阴道内以杀灭精子或削弱精子活力而达到避孕目的。该药杀精力强,坚持与正确使用,临床效果比较满意。可以单独或配合屏障避孕法应用。目前国内生产的阴道杀精剂主要为壬苯醇醚(nonoxynol-9,Np9)。该避孕方法是避孕效果最差的方法之一,常规使用第一年失败率为 29 例/百妇女·年;每次性生活均使用第一年失败率为 18 例/百妇女·年。

【适应证】

育龄夫妇均可使用。

【禁忌证】

1. 对杀精剂或赋形剂成分如泡沫、凝胶过敏者。

2. 可疑生殖道恶性肿瘤及不规则阴道出血者。

3. 艾滋病患者或存在 HIV 感染高风险者。

【剂型及使用方法】

剂型包括:可溶性避孕药膜、凝胶、霜剂;可溶性或泡沫的栓剂;壬苯醇醚阴道片剂,灌装加压泡沫等。

使用方法:将杀精剂置入阴道顶端,按规定的间隔时间后进行性交,性交时间或间隔时间超过规定时间则需重复置入杀精剂。

【注意事项】

必须按制剂说明时间使用。若无足够时间使药物溶解,则影响效果。性交后 6 小时内不要灌洗阴道。

【不良反应】

1. 部分妇女对杀精剂过敏,出现皮疹。

2. 阴道分泌物增多。

3. 局部烧灼感或干涩刺痛。

4. 外阴瘙痒。

5. 有时可闻到杀精剂的异味。

6. 已知风险包括:经常使用增加尿路感染及 HIV 感染风险。

第三节　自然避孕法

自然避孕法是根据女性月经周期和周期中出现的症状与体征,间接判断排卵时间,识别排卵前后的易受孕期,进行周期性禁欲而达到避孕的目的。此种避孕方法又称为易孕期知晓法。自然避孕法不用任何药具,不须施行任何医疗手段,但须夫妇双方密切配合。希望生育者,选择在易受孕期性交,可获取较大妊娠机会。

自然避孕法可具体分为各种不同的方法。其中,使用较为普遍的是月经日记卡法(calendar or rhythm method)、基础体温测量法(basal body temperature method)和宫颈黏液观察法(cervical mucus or ovulation method)。

坚持与正确使用失败率为 1 ~ 9/百妇女·年;常规使用失败率为 10 ~ 20/百妇女·年。

一、月经日记卡法

月经规则的妇女,排卵通常发生在下次月经前 14 天左右。卵子排出后可受精的期限不超过 24 小时;精子在女性生殖道中可存活的期限最长为 5 天。据此,出现了很多推算易受孕期(危险期)和不易受孕期(安全期)的公式,我国的"安全期"避孕可视为其中一种。

【适应证】

月经周期基本规则(26~32 天)、无特殊情况的女性。

【禁忌证】

1. 月经周期不规则或处于特殊阶段(产后、哺乳期、流产后、初潮后不久和围绝经期等)的女性。

2. 阴道不规则出血者。

【方法】

1. **安全期避孕**　又称为标准日法,妇女根据以往 6 ~ 12 个月的月经周期,确定平均周期天数,并且预算下次月经来潮日;预算出的下次月经来潮日减 14 天,为假定排卵日;在假定排卵日的前 5 天和后 4 天(共 10 天)为危险期,要避免性交,其余日子为安全期。

2. 日历节律法　根据最近 6 个月的月经周期记录,最短周期(天数)减 18 天,向前是前安全期;最长周期(天数)减 11 天,向后是后安全期。例如,一个妇女过去的 6 个月中,最短的月经周期为 28 天,最长为 32 天;28 - 18 = 10,32 - 11 = 21。那么,这个妇女月经第 1 ~ 9 天是前安全期,第 10 天是危险期的开始,第 21 天是危险期的结束,第 22 天以后至下次月经来潮为后安全期,即周期的 10 ~ 21 天避免无保护性生活。

【注意事项】

1. 月经周期是从月经来潮的第 1 天起至下次月经来潮的前 1 天止。

2. 月经周期不规则的妇女不宜使用月经日记卡法避孕。

3. 疾病、情绪紧张、环境变化、药物等因素引起的月经周期变化,可影响本方法的避孕效果。

二、基础体温测量法

基础体温是指人体处于完全休息状态时的体温。生育期妇女有排卵的月经周期中基础体温呈双相型:排卵前基础体温较低,36.5℃左右,为低温相;排卵后因孕激素的影响,体温上升 0.2 ~ 0.5℃,为高温相,一直维持至下次月经来潮前。根据基础体温周期性变化规律,选择安全期性生活以达到避孕目的。

【适应证】

月经周期基本规则、无特殊情况的女性。

【禁忌证】

1. 月经周期不规则或处于特殊阶段(产后、哺乳期、流产后、初潮后不久和围绝经期等)的女性。

2. 不能坚持测量基础体温者。

【使用方法】

1. 基础体温的测量应在清晨刚睡醒后即刻测量,妇女不能起床,不能讲话,不能饮水、进食,体温表放在舌下,测 5 分钟,记录每天测量的结果。

2. 当体温处于升高水平 3 昼夜后至下次月经来潮为不易受孕期,可以过性生活无需采取避孕措施;其余日子须禁欲或采用其他避孕措施。

3. 基础体温逐步上升者,连续 3 天都高于上升前 6 天的平均体温 0.2 ~ 0.5℃后,为不易受孕期。

【注意事项】

1. 任何时间连续睡眠 6 小时后醒来,均可测基础体温。

2. 如有发热,可影响基础体温。

三、宫颈黏液观察法

正常宫颈黏液分泌呈周期性变化,根据其周期变化进行排卵期的观察,避开排卵期性交,可达到避孕的目的。正常周期中于月经干净后几乎无黏液分泌,阴道口干燥。随着卵泡的发育,宫颈黏液开始分泌,但量少、质黏稠,阴道口有潮湿而黏稠的感觉。卵泡发育近成熟,宫颈黏液分泌量多,如生蛋清状,外阴有潮湿和滑溜感,呈拉丝状。排卵前至排卵发生,阴道口黏液由湿而滑突然变得黏稠或干燥。黏液性质突然变化的前1天,也就是有湿而滑感觉的最后1天,称为"黏液峰日"。黏液峰日几乎与LH峰同时出现,是最易受孕日。排卵后,宫颈黏液分泌量迅速减少,外阴道口重新干燥,直至下次月经来潮。根据宫颈黏液观察,遵照一定规则进行性生活,以达到避孕或受孕的目的。宫颈黏液法包括比林斯排卵法、两日法,也可以通过一系列的设备进行评估检测。

【适应证】

理论上,宫颈黏液法能在各种情况下应用。但是,处于特殊阶段的妇女,如产后、哺乳期、流产后、近绝经期或周期不规则、生殖道炎症等,使用此法有一定困难,须特殊指导,属慎用范畴。

【禁忌证】

1. 因疾病或宫颈手术后无宫颈黏液分泌者。

2. 不能掌握观察要领者。

【使用方法】

(一)比林斯排卵法(Billings method)

1. 宫颈黏液观察要领

(1)主要依靠外阴感觉。首先,要分辨是"干"还是"湿";然后,对于"湿",还要进一步区分是"黏"还是"滑"。

(2)开始时,可配合视觉进行。利用小便前、洗澡前,用手纸擦拭外阴后看看纸上的黏液是否与感觉一致。熟练后可完全凭感觉观察。每天观察3~4次,至临睡前把最易受孕的特征用简单的符号记录下来。

2. 使用规则

(1)获孕规则:在周期中有黏液的日子里性交,尤其是在黏液呈清亮、富于弹性和润滑感时性交,易受孕。

(2)避孕早期规则:①月经期、阴道流血时,避免性生活;②干燥期,可间隔1天以上有性生活;③一旦出现宫颈黏液要禁欲,直到重新干燥3整天后,至第4天晚上才能有性生活。

(3)避孕峰日规则:峰日(宫颈黏液最多之日)后第4天至下次月经来潮前,为不易受孕期,无论白天和晚上都可以有性生活,而且可以连续过性生活。

(二)两日法

1. 两日法与比林斯排卵法相似,但是两日法更简单,它是通过评估有无宫颈黏液来确定易受孕日。这种方法的使用者每个周期有13天需要避免无保护性生活。正确并坚持使用的方法失败率3.5/百妇女·年,常规使用失败率14/百妇女·年。

2. 使用这种方法的女性在出现宫颈分泌物的那一天和接下来的第二天里要避免无保护性生活。如果连续两天没有分泌物,妊娠的几率很低,可以进行性生活。

3. 学习辨认阴道是否有分泌物是使用两日法的关键。女性需要每天观察两次：一次在下午，一次在晚上睡觉前。可以通过卫生纸、内裤或是外阴的感觉来观察分泌物。女性可以在一个月经周期的任何时间学习使用两日法。

【注意事项】

1. 获孕规则仅适用于身体(尤其是生殖系统)无器质性病变的受孕困难夫妇。

2. 禁欲是指不仅要避免性交，而且还要避免生殖器的接触。

3. 干燥期是不易受孕阶段。女性只有经过一整天的观察，才能确认这天仍处于干燥期，所以只能晚上性交。性交后第 2 天上午，精液、阴道分泌物等会从女性生殖道流出，与宫颈黏液不易区分，故只能隔天晚上进行性生活。如果性生活不是在晚上或早晨，那么应该调整观察时间，避免混淆精液和分泌物。

第四节　哺乳闭经避孕法

哺乳闭经避孕法(lactational amenorrhea method of contraception，LAM)是指生产后完全母乳喂养妇女通过哺乳暂时抑制排卵达到避孕作用。使用第一年时，在常规使用情况下，发生 2 例妊娠/百妇女·年；而在正确使用情况下，发生 <1 例妊娠/每百妇女年。

【适用证】

①产后 6 个月内；②月经未恢复；③完全(除母乳外不给婴儿喂食其他液体或食物甚至水)或近乎完全母乳(除母乳外给婴儿喂食其他液体或食物，但超过全部饮食的 3/4 是母乳)喂养，并且在白天和晚上经常哺乳妇女，可以应用 LAM 避孕。

【注意事项】

为防止意外妊娠，妇女一旦不符合 LAM 的 3 个条件中的任何一个，必须立即更换其他避孕方法。

第五节　体外排精法

体外排精法：是男性将阴茎从其伴侣的阴道中撤出，在阴道外射精，防止精液接触妇女的外生殖器，也称为性交中断法和撤出法。

避孕效果取决于使用者。在常规使用的情况下，是避孕方法效果最差的方法之一，妊娠发生率为 27 例/百男伴使用者，如在每次性生活时均能正确使用，使用第一年，每100 个男伴使用体外排精法的妇女中约有 4 例妊娠发生。

【适用证】

任何时候均可使用。

【禁忌证】

不能持续感觉何时将要射精的男性。

早泄的男性。

【用法】

在男性感觉即将射精时,应当立即将阴茎撤出阴道,在阴道外射精,防止精液接触妇女的外生殖器。

如果男性刚有过射精,在性交前应当排尿并擦拭阴茎头以清除残存的精液。

【注意事项】

建议伴侣同时使用其他避孕方法或使用替代体外排精的高效避孕方法。

若男性在撤出阴茎之前射精,应使用紧急避孕药避孕。

第四章　输卵管绝育术

采用手术方法结扎、切断、电凝、环套、输卵管夹阻断输卵管,防止精卵相遇,称为输卵管绝育术,为永久性避孕方法。目前常用的输卵管绝育手术分为经腹小切口输卵管结扎术和腹腔镜下输卵管绝育术。亦可在剖宫产、剖宫取胎术或其他开腹手术(有感染可能的手术例外)同时实施。

第一节　经腹小切口输卵管结扎术

【适应证】

1. 经充分咨询,知情选择自愿要求输卵管结扎术且无禁忌者。

2. 因某种器质性疾病如心脏、肝肾脏疾患等,以及某些遗传病不宜妊娠。

【禁忌证】

1. 感染　如腹部皮肤感染、生殖器官感染、盆腔感染性疾病(PID)等。

2. 全身状况虚弱,不能耐受手术者:如重度贫血(Hb<60g/L)、凝血功能障碍,休克,心、肝、肾和其他疾患的急性阶段。

3. 各种全身性急性传染性疾病。

4. 严重神经官能症者。

5. 24小时内2次(间隔4小时)测量体温,超过37.5℃,暂缓手术。

【手术时机】

1. 非孕期,月经干净后3~7天内为宜。

2. 自然流产正常转经后。

3. 阴道分娩产后7天内、产后闭经排除妊娠后。

4. 中期妊娠引产流产后、早孕人工流产术后(不宜用银夹法)、药物流产术后恢复两次正常月经后、IUD取出术后48小时内。

5. 剖宫产、剖宫取胎或其他开腹手术(有感染可能的手术例外)同时。

【术前准备】

与一般腹部手术相同。

1. 术前充分咨询,夫妻双方知情,签署同意书。

2. 详细询问病史,注意有无腹部手术史。

3. 一般检查　包括测量血压、脉搏、体温,全身及妇科检查。

4. 辅助检查　血常规,尿常规,肝肾功能,凝血功能,血型,乙、丙肝炎病毒、HIV及梅毒等血清学检查。心电图和胸部放射影像检查。宫颈液基细胞学检查(1年内检查正常者可免查）。

5. 应用普鲁卡因麻醉者需做皮试。

6. 腹部备皮,包括脐部清洁处理。

7. 术前空腹或禁食大于4小时。

【手术准备】

1. 手术必须在手术室进行。

2. 受术者术前需排空膀胱,注意有无残余尿,伴有尿潴留者应留置导尿管。

3. 术者穿手术用衣裤,戴帽子、口罩,常规刷手后戴无菌手套。

4. 受术者取平卧位,或头低臀高位。

5. 常规消毒腹部皮肤,常规逐层铺手术单。消毒范围:上达剑突下,下至阴阜、耻骨联合及腹股沟以下,并至大腿上1/3处,两侧达腋中线。

【麻醉】

1. 术前0.5~1小时,可以适量应用镇静剂。

2. 麻醉方式:局部浸润麻醉,静脉强化麻醉,硬膜外或椎管内麻醉,全麻。

【手术步骤】

1. 选择纵切口或横切口,长2~3cm。

（1）非孕期或早孕期人工流产术后,切口下缘距耻骨联合（上缘）2横指,即3~4cm处。

（2）产后或中引术后,明确宫底的高度。按摩子宫使之收缩,切口上缘在宫底下2横指。

2. 逐层切开皮肤、皮下脂肪,剪开腹直肌前鞘,钝性分离腹直肌。分离腹膜外脂肪,提起确认腹膜,将其切开后进入腹腔。常规检查双侧卵巢。

3. 寻找输卵管要稳、准、轻,可采取以下方法提取输卵管:

（1）指板法:如子宫为后位,可先复位至前位。以示指进入腹腔触及子宫,沿子宫角部滑向输卵管后方,再将压板放入,将输卵管置于手指与压板之间,共同滑向输卵管壶腹部,一同轻提取出。

（2）吊钩法:将吊钩沿腹前壁滑至膀胱子宫陷凹,吊钩背部紧贴子宫前壁,滑至宫底部后方,然后向一侧输卵管斜行。钩住输卵管壶腹部后,轻轻提至腹壁切口,在直视下,用无齿镊夹住输卵管轻轻提出。如吊钩提起困难或阻力较大,需辨别是否钩住相邻器官包括生殖器官韧带。

（3）卵圆钳夹取法:如子宫后位,先复位至前位。用无齿无扣弯头卵圆钳进入腹腔后,沿前腹壁下经膀胱子宫陷凹滑过子宫体前壁至子宫角外侧,滑向输卵管,虚夹住输卵管壶腹部,并提出输卵管。

4. 须追溯到输卵管伞端,以确认输卵管无误。

5. 阻断输卵管方法有以下多种,常用抽芯近端包埋法。

（1）抽芯近端包埋法:采用两把组织钳将输卵管峡部提起,两钳距离为2~3cm。选择峡部无血管区,在浆膜下注射少量生理盐水,分离浆膜层与肌层。沿输卵管长轴平行切开浆膜。游离该段输卵管芯,分别用两把蚊式钳间距 2cm 左右钳夹管芯,切除两钳间输卵管 1 ~ 1.5cm,丝线分别结扎两断端。缝合输卵管系膜,将输卵管近端包埋于系膜内。远端缝扎固定于输卵管浆膜外。

(2)银夹法:将银夹安放在放置钳上,钳嘴对准提起的输卵管峡部,使峡部横径全部进入银夹的二臂环抱之中,缓缓紧压钳柄,压迫夹的上下臂,使银夹紧压在输卵管上,持续压迫 1 ~ 2 秒后松开放置钳。核查输卵管是否完全置于银夹内。需注意银夹避免夹在子宫角部、输卵管壶腹部或伞部,以免失败。

(3)输卵管折叠结扎切断法(潘氏改良法):多在上述方法难以实施时采用。以鼠齿钳提起输卵管峡部,使之双折叠;在距顶端 1.5cm 处用血管钳轻轻压搓输卵管约 1 分钟。丝线贯穿"8"字缝扎压搓处输卵管,切除缝扎线以上的输卵管。必要时分别再各自缝扎一次断端。

6. 检查操作部位以及腹腔和腹壁各层有无出血、血肿及组织损伤。

7. 清点纱布和器械无误,关闭腹腔,逐层缝合腹壁。

8. 用无菌纱布覆盖伤口。

【注意事项】

1. 如妊娠或带器者要求绝育,需要先行人工流产或取出节育器等宫腔操作,然后再进行输卵管结扎术。

2. 手术时思想应高度集中,术中应避免因言语不当造成对受术者的不良刺激。

3. 严格无菌操作,以防感染。

4. 不要盲目追求小切口,应逐层切开腹壁各层。操作要稳、准、轻、细,防止损伤输卵管系膜、血管、肠管、膀胱或其他脏器。仔细结扎出血点,避免出血或血肿形成。

5. 寻找确认输卵管必须追溯到伞端,以免误扎。结扎线松紧应适宜,避免造成输卵管未完全闭合、滑脱或结扎部位瘘。

6. 关闭腹腔前应核查器械和敷料,严防异物遗留腹腔。

7. 结扎术与阑尾切除术不宜同时进行。

【术后处置】

1. 填写输卵管结扎手术记录(表 4-1)。

2. 可吸收线包埋缝合无需拆线。外缝线者视具体愈合状况,一般在术后 3 ~ 5 天拆线。

3. 告知受术者术后注意事项

(1)术后建议休息 21 天,同时行人工流产手术建议休息 1 个月。

(2)鼓励受术者早期下床活动。

(3)保持手术部位清洁卫生。非孕期 2 周内禁性交;流产后或产后者 1 个月内禁性交。

(4)休假期内不宜进行体力劳动或剧烈运动。

4. 术后 1 个月随访。

表4-1　输卵管结扎手术记录表

姓名_____　年龄_____　住院号_____　床号_____

末次月经_____年____月____日　手术日期_____年____月____日

术前用药_____术前血压:_____/_____mmHg 脉搏_____/min 体温_____℃

麻醉方法_____麻醉药物_____麻醉剂量_____效果_____时间

腹部切口部位_____纵切/横切

术时检查:子　宫_____
　　　　　卵　巢　左_____　右_____
　　　　　输卵管　左_____　右_____

取管法:指板法　吊钩法　卵圆钳夹取法　其他_____

手术方式:

左侧输卵管　部位:峡部/峡壶部/壶腹部/伞部/其他_____
　　　　　方式:近端包埋法/银夹法/改良潘氏法/其他_____
　　　　　结扎线:丝线_____号 系膜平行血管　扎　未扎　纵行血管　扎　未扎
　　　　　切除长度_____cm

右侧输卵管　部位:峡部/峡壶部/壶腹部/伞部/其他_____
　　　　　方式:近端包埋法/银夹法/改良潘氏法/其他_____
　　　　　丝线_____号 系膜平行血管　扎　未扎　纵行血管　扎　未扎
　　　　　切除长度_____cm

腹壁皮肤:可吸收/不可吸收,间断缝合/包埋缝合

手术出血量_____　手术时处理_____

手术时间_____　手术者_____　助手_____

附加手术_____

特殊情况记录_____
_____
_____

手术者_____

第二节　经腹小切口输卵管结扎术并发症

一、膀　胱　损　伤

【概述】

腹部输卵管结扎术膀胱损伤常发生于受术者术前未排空膀胱、手术切口过低及术者分离腹膜前脂肪层时未能清晰辨认腹膜和膀胱壁的解剖特点而误伤。膀胱损伤及时发现并修补,其预后良好。

【诊断要点】

1. **完全性损伤**　膀胱壁完全被切开时,可见淡黄色尿液溢出,探查内壁光滑,切口可分为筋膜、肌层和黏膜层。误将膀胱当腹膜切开后,不能见到肠管或大网膜,触及不到

盆腔的脏器。

2. 不完全性损伤　局部出血或渗血较多,组织层次不清。

【治疗原则】

1. 用生理盐水冲洗膀胱切口。

2. 请泌尿科医师协助进行膀胱修补术。

3. 术后放置导尿管并保留 5~7 天,给予抗生素预防泌尿道感染。

二、肠 管 损 伤

【概述】

腹部小切口输卵管结扎术时肠管损伤常发生在开腹钳提腹膜时误夹部分肠管,或用有齿卵圆钳取输卵管时而误伤肠管,或在分离粘连时误伤。肠管损伤必须及时修补。

【临床表现】

1. **肠壁全层损伤**　可见肠管黏膜、肌层和浆膜三层,并有肠内容物溢出于盆腔或腹腔。

2. **肠壁挫伤**　肠管浆膜表面有钳夹齿印或破损伴渗血。若可疑损伤时,须仔细探查肠管的前后两面。

3. 肠系膜切开时,可见切口周围有肠管。如伤及血管则出血较多。

【治疗原则】

1. 发现肠管切开,必须及时修补。

2. 适宜请外科医师协助实施损伤修补术。

3. 存在挫伤时,应用丝线间断缝合。

4. 肠道修补术后应禁食 72 小时,待肠管功能恢复后逐步进食;并预防性给予抗生素。直肠损伤则禁食 1 周,并口服肠道抗生素预防感染。

三、输卵管系膜撕裂和卵巢门损伤

【概述】

腹部输卵管结扎术中造成输卵管系膜撕裂和卵巢门损伤,较常见为提起输卵管时遇有粘连或提取困难而强行粗暴操作导致。也可以在切开输卵管系膜、游离输卵管时或在缝合系膜时穿破血管而发生出血或血肿。

【临床表现】

1. 系膜撕裂或卵巢门损伤常伴有血管损伤而引起较多出血或形成血肿。

2. 提取输卵管或手术操作过程中,腹腔内有活动性出血。

3. 结扎输卵管时可见系膜血肿,未及时缝扎且血肿有扩大趋势。

4. 卵巢门损伤见卵巢门血管出血。

【治疗原则】

1. **系膜血管损伤出血**　应立即缝扎系膜内血管。

2. **卵巢门血管损伤**　轻者缝扎出血点;严重损伤难以修补者,可能需要切除一侧附件。

四、腹壁血肿

【概述】

腹部小切口输卵管结扎术引起腹壁血肿,常发生在分离腹直肌或腹膜前脂肪层时,未及时止血。受术者合并血液疾患也易发生腹壁血肿。

【临床表现】

术后局部伤口渗血,局部隆起,形成包块,可能有广泛瘀斑。如处理不及时,可并发感染。

【治疗原则】

1. 血肿较小可保守治疗,加压包扎,应用抗生素预防感染。

2. 血肿较大需部分开放伤口,清除淤血,结扎出血点,重新缝合。加压包扎,必要时可放置橡皮引流条。应用抗生素。

五、感　　染

【概述】

腹部输卵管结扎术后感染包括切口感染和盆腔感染。常因原有内外生殖器炎症或腹部皮肤感染未经治愈而手术。未严格按照无菌操作实施手术或未能充分止血导致血肿形成后继发感染。

【临床表现】

1. **腹壁切口感染**　切口周围红、肿、热、痛;继发腹壁脓肿时局部可触及局限性包块,明显压痛。表浅者可有波动感,可伴有缝线针孔及切口处有脓汁排出。可伴有全身感染症状,如体温升高、白细胞增高等。

2. **盆腔感染性疾病(PID)**　包括子宫内膜炎、输卵管炎、输卵管卵巢脓肿和盆腔腹膜炎等,可分为无合并症及有合并症。

PID 的基本诊断标准:

(1)子宫压痛。

(2)附件压痛。

(3)宫颈举痛。

下腹压痛同时伴有下生殖道感染征象的患者,诊断 PID 的可能性明显增加。

参考 PID 诊断的附加条件及 PID 的特异性诊断标准明确诊断。

【治疗原则】

在可能的情况下进行细菌培养及药敏,以提供用药参考。

1. **腹壁感染**　早期在应用抗生素治疗同时可采取物理疗法,局部热敷。形成脓肿时,应切开引流。形成深部瘘管或窦道时,建议采用注入亚甲蓝或经碘油造影摄片,便于彻底清除。

2. **盆腔感染性疾病**　以抗生素抗感染治疗为主,必要时行手术治疗。

(1)药物治疗:选择广谱抗生素或联合应用抗生素。一经诊断立即开始治疗,及时合理地应用抗生素与远期预后直接相关。

（2）手术治疗：可选择经腹手术或者腹腔镜手术。手术范围可根据病变范围、患者年龄、一般状态等综合考虑。

手术方式：①局部病灶切除；②保守性手术：年轻妇女尽量保留生育功能；③子宫全切＋双侧附件切除术。

（3）辅助治疗。

3. 败血症与感染性休克　与其他原因的败血症与感染性休克治疗相同。

六、腹腔内异物遗留

【概述】

业务不熟悉；缺乏责任心，工作粗心大意；未认真落实手术规程及手术前后清点和核实敷料及器械。

【临床表现】

1. 关腹后经再三核对敷料及器械数与术前不符时，高度可疑异物遗留腹腔内。

2. 术后出现持续性腹痛、腹胀，或伴有肠麻痹或恶心、呕吐等肠梗阻征象；持续低热或高热，腹部及盆腔检查触及不规则形状包块，压痛明显伴有腹膜刺激症状。

3. 超声和放射等影像学检查有助于明确诊断。

【治疗原则】

1. 已明确诊断或高度可疑异物遗留腹腔，应及时开腹探查取出异物。

2. 有肠梗阻或肠麻痹时，手术后应行胃肠减压术，促进肠功能恢复。

3. 术后应用广谱抗生素，全身支持疗法。

七、盆腔静脉淤血综合征

【概述】

盆腔静脉淤血综合征是盆腔静脉淤血扩张致使患者出现以疼痛为主的一系列症状，而无明显阳性体征的一种综合征。可能与输卵管结扎术后盆腔静脉回流障碍，盆腔血液动力学变化，前列腺素增高，雌、孕激素比例失调，多产，心理因素等多种因素有关。

【临床表现】

1. 疼痛为主，表现为腹痛、腰痛和性交痛的"三痛"。部分患者妇科检查时可及宫颈举痛、附件增厚、宫骶韧带触痛等。

2. 月经紊乱，月经周期不规则，多以周期缩短为主，经期延长或月经前后点滴出血；月经量以增多为主，少数人可有经量减少或闭经，伴有痛经。

3. 白带增多。

4. 自主神经功能紊乱的表现。

5. 疑诊为盆腔感染性疾病，但抗感染治疗效果不佳。

6. 阴道超声可提示盆腔曲张的静脉影像。

7. 盆腔静脉造影，经股静脉逆行盆腔静脉造影和放射性核素诊断法，如发现相应的异常也具有诊断价值。

8. 腹腔镜检查发现盆腔静脉曲张。

【治疗原则】

1. 注意休息,避免长期站立或坐位。

2. 心理疏导,增强体质,调整自主神经系统功能。

3. 选用活血化淤、理气止痛的中药治疗。

4. 采用孕激素,或使用口服避孕药减轻症状。

5. 应用前列腺素合成酶抑制剂,可抑制和对抗因前列腺素增加而导致疼痛。

6. 保守治疗无效可实施手术治疗。开腹或腹腔镜下根据病变程度和范围,可作输卵管及系膜内怒张静脉剔除术,或行一侧附件切除术,或一侧输卵管及子宫全切术。

八、大网膜粘连综合征

【概述】

大网膜与腹壁切口或盆腔脏器发生粘连。多因缝合腹膜时误将网膜同时缝扎,或因炎症导致粘连。

【临床表现】

除具有盆腔感染性疾病或盆腔静脉淤血综合征的主要临床表现外,其腹痛多为上腹牵拉痛,直立位时加重。可以消化道症状如食欲缺乏、腹胀、恶心、呕吐、便秘等为主要表现。

行腹腔镜检查或开腹探查可确诊。

【治疗原则】

1. 保守治疗如理疗、中药调理等。

2. 如保守治疗无效,可行开腹或腹腔镜探查明确诊断同时分离粘连。

3. 早期下床活动,避免再次粘连。

第三节 腹腔镜下输卵管绝育手术

输卵管绝育是用各种方法阻断输卵管峡部,使生殖细胞不能通过输卵管,从而达到避孕目的的手术。腹腔镜手术已经成为输卵管绝育的常用方法。与开腹绝育术相比,腹腔镜下绝育方法简便、创伤小、术后恢复快、粘连形成少等优势,有利于必要时行输卵管再通术;且在复通率、妊娠率、异位妊娠发生率等方面均无明显差异。

临床常用的腹腔镜下绝育方法:高频电凝法、输卵管峡部部分切除法、机械套扎法、Nd:YAG 激光法等。

一、输卵管高频电凝绝育法

【概述】

高频电凝绝育法是利用单极或双极电凝,将输卵管峡部组织电凝破坏,从而阻断输卵管,达到绝育目的的手术。高频电凝法方法简单易操作,但是对输卵管组织损伤重,并发症多,如再生育需行输卵管复通时,手术相对比较困难。

【手术方法】

在输卵管近端约 1/3 处输卵管峡部水平,用单极或双极电凝输卵管管壁及其下附着的系膜,使输卵管破坏长度达 3cm。电凝确切的表现是输卵管管壁变白,肿胀,然后萎缩,必要时可多次电凝。也可用剪刀剪断电凝部位的输卵管管腔,注意避免损伤系膜内的血管导致出血。

单极电凝所致电热损伤易向周围组织蔓延,导致周围组织损伤,现已较少采用。双极电凝减少了周围组织的损伤,手术更为安全。但因为组织破坏程度不如单极电凝,故需多次电凝以达到充分破坏输卵管管腔的目的。

二、输卵管峡部部分切除法

【概述】

输卵管峡部部分切除法是在腹腔镜下切除约 1cm 长的输卵管峡部管壁,以达到阻断输卵管的避孕目的。此术式选择峡部无血管区切除部分输卵管,方法简单,安全,避孕效果好,对输卵管损伤较小,若有生育要求行输卵管复通时手术难度小,手术效果好,是临床常用的绝育方法。

【手术方法】

在输卵管峡部距离子宫角 2.0cm 处,用单极或双极电凝输卵管管壁及其下方输卵管系膜,用剪刀剪断电凝处输卵管管壁,并向输卵管远端电凝并剪断,电凝长度达 2.0cm,剪断输卵管峡部长约 1.0cm。同时沿切除输卵管管腔下方剪断系膜约 1.0cm。

三、输卵管机械套扎法

【概述】

包括套圈结扎法、硅橡胶环法、Hulka 夹法、Filshie 夹法等。腹腔镜输卵管机械套扎法操作简单,效果可靠,损伤小,可复性好,是临床比较常用的绝育方法。

【手术方法】

使用套圈套扎输卵管峡部,一般需要套扎 2 次,以免线圈滑脱,在距离套扎线结 0.5cm 处剪除被套扎的输卵管峡部管壁,电凝断端以破坏输卵管管腔并预防出血。

而硅橡胶环法、Hulka 夹法、Filshie 夹法等是使用特定的器械和装置套扎或夹闭输卵管峡部阻断输卵管管腔。

第四节　腹腔镜下输卵管绝育手术并发症

腹腔镜下输卵管绝育术的并发症发生虽较少,但不能及时诊治也可以导致十分严重病例出现。常见:制造气腹过程中的组织间气肿、穿刺针的损伤和外科手术常见的出血、损伤以及失败等。电凝法的主要并发症是术时电灼辐射误伤邻近的组织或器官。有报道烧灼肠管后未及时发现引起严重腹膜炎而致死。

一、组织间气肿

【概述】

常见的是皮下气肿和网膜气肿，前者多见于手术中，气腹针没能穿刺进入腹腔或腹腔内压力较高，CO_2 自腹壁套管针穿刺处进入壁层腹膜前脂肪内或皮下，严重者可扩散至胸部、颈部皮下。后者由于气腹针穿刺在网膜上充气，可见网膜鼓起呈透明球状。

【临床表现】

穿刺过程中压力表显示腔内压力一直高 2kPa，充气后下腹部膨隆，上腹部无气体充盈，肝浊音界不消失。充气针内注水试验阴性。局部可触及握雪感或捻发音。

【治疗原则】

如不严重可以不予处理，将气腹针开放，尽量排净已充入的气体，拔出气腹针另行穿刺。严重者应转为开腹手术，尽量缩短手术时间，以免导致高碳酸血症及纵隔气肿，术后给予吸氧，保持氧饱和度在正常范围。

出现组织间气肿后，应加强术中麻醉对呼吸管理，在人工气腹后，一般使用过度通气，以排除体内过高的 CO_2；体温的监测，调节室内温度 22~25℃ 及保暖，使体温维持在 36~37℃，以防体温过低，导致受术者苏醒延迟，或体温过高增加代谢。术后，应使腹腔内或人工腔隙内气体充分排出；待患者清醒、循环稳定、呼吸完全恢复、血气分析结果在正常范围方可送回病房。

【预防】

穿刺时将腹壁提高，遇到筋膜时以冲击力连续通过筋膜及腹膜，可体会到有两个层次的突破感觉。穿刺部位尽量靠近脐部，较容易进入腹腔。控制气腹压力，人工气腹应控制在 10~15mmHg，不应超过 20mmHg。

二、出　　血

【概述】

腹腔镜绝育术术中出血多发生于电凝绝育术中，电灼的强度及范围不足所致；或套环或放置绝育夹时选择部位不当，贴近子宫宫角以致提取输卵管时牵拉过猛，导致输卵管或系膜撕裂而出血；输卵管具有轻度炎症、水肿、充血使管径较粗，套环提取过程中造成断裂或血管损伤；机械故障或技术操作不当。

【临床表现】

腹腔镜下见有活跃出血点。

【治疗原则】

1. 电凝止血。
2. 输卵管不完全断裂者可重新套扎。
3. 输卵管完全断裂或系膜损伤时，可分别套扎两个断端。
4. 必要时需开腹止血。

【预防】

1. 电凝时,掌握好电灼强度和范围。

2. 套环绝育要距子宫宫角 3cm 以外的输卵管峡部提取输卵管。

3. 对水肿、充血的输卵管,操作要缓慢,避免损伤。

4. 套环困难时可改行输卵管夹或电灼,或改开腹小切口绝育术。

三、环、夹脱落

【概述】

腹腔镜下输卵管绝育术并发环、夹脱落多发生于使用初期。多因技术不熟练,经验不足,套扎或置夹部位不当或不充分造成。

【临床表现】

术中见"环、夹脱落"。

【处理】

脱落的环、夹可将其取出,重新操作。

【预防】

技术要熟练,操作要稳、准。

四、手术失败

【概述】

腹腔镜下输卵管绝育术失败常因腹壁过于肥厚,穿刺未成功。盆腔广泛粘连,输卵管难以暴露等。

【临床表现】

未能在腹腔镜下完成绝育手术。

【处理】

失败后可改行开腹行输卵管结扎术。

【预防】

仔细询问病史,进行术前检查,排除禁忌证。

五、子宫穿孔

【概述】

腹腔镜下输卵管绝育术中举宫器致子宫穿孔常发生在举宫器未按宫腔方向放置、哺乳期或长期服用甾体避孕药妇女子宫小、肌壁薄,容易穿孔。

【临床表现】

腹腔镜下可见举宫器的末端穿出子宫肌壁。

【处理】

先将举宫器自阴道取出,在腹腔镜直视下,观察子宫有无渗血,无渗血可不做处理,若有活跃出血则电凝止血,行局部缝合。

【预防】

术前需查清子宫方向、大小,选择合适的举宫器。

六、脏器、腹膜后大血管及腹壁血管损伤

【概述】

腹腔镜下输卵管绝育术中盆腹腔脏器损伤及腹膜后大血管损伤是严重的并发症。

盆腔脏器损伤常发生在腹腔有较广泛的粘连,穿刺时及术中易发生胃肠道、膀胱损伤等;术前未排空膀胱,膀胱充盈,套管针穿刺时偶可损伤膀胱,是严重的并发症。

腹膜后大血管损伤主要发生在第一穿刺点穿刺时,气腹针穿刺时力度失控,穿刺过深伤及腹膜后血管,是最危险、最严重的并发症。主要损伤的血管是腹主动脉、髂总动脉和左右髂血管,受术者可迅速出现失血性休克,严重者导致死亡。

腹壁血管损伤主要由于在进行操作孔穿刺时,没有辨别腹壁的血管走行及穿刺针未与腹壁成垂直角度穿刺,主要容易损伤的血管是腹壁下和腹壁浅动脉,导致局部出血,可流向腹腔内或腹壁外,亦可造成局部血肿或腹壁广泛淤血。

【临床表现】

气腹针穿刺后或术中见到的胃、肠内容物及溢出气体是胃肠道穿透损伤的确切证据,当术后出现恶心、呕吐、发热、腹痛持续且加重时,应高度怀疑肠管损伤的可能。膀胱或输尿管损伤可有尿液外溢。腹膜后血管损伤可有鲜血涌出。腹壁血管损伤可有穿刺口出血、出现血肿或淤青,腹腔镜下可见鲜血自穿刺器滴下。

【处理】

胃肠道损伤类型包括锐器的切割伤、电凝损伤、钳夹损伤等,胃肠道损伤的处理需根据损伤的部位、范围、类型等情况区别对待。一般原则是对于术中发现的新鲜的、无严重污染的伤口可当时修补,迟发的、污染严重的不宜强行修补或吻合,需行部分肠段切除或造瘘术,择期还纳。如术中膀胱损伤可行修补,术后留置导尿管 14 天以上,穿刺中如发现有鲜血涌出,怀疑腹膜后大血管损伤时,切忌将穿刺器械拔出,可立即关闭活塞,立即在血管外科医师协助下开腹探查,行血管修补术。

腹壁血管损伤大多数可以通过缝合、压迫等方法止血。

【预防】

对伴有多次腹部手术史者,术前应该仔细进行腹部检查。超声波检查可提示粘连于脐孔周围的肠管或大网膜;在分离粘连、夹持肠管时注意操作轻柔,避免暴力撕拉,准确地使用器械进行切、凝等操作,避免错误操作导致副损伤。

腹膜后大血管及腹壁血管损伤预防的关键是熟练穿刺技术。

七、月 经 改 变

【概述】

腹腔镜下输卵管绝育术后月经改变可能是某些手术方法干扰输卵管、卵巢血液供应或与绝育术前采用的避孕方法有关,如原用口服避孕药者一般经量减少,痛经减轻,停药后恢复原

来经量或痛经;原用宫内节育器使用者常伴经量增加,取环术加腹腔镜绝育术后经量减少。

【处理】

查找可能导致的因素,对症处理。

【预防】

术前仔细询问病史,做好思想解释工作,原则上选择对卵巢供血损伤少的绝育方法。

八、慢性盆腔疼痛

【概述】

腹腔镜下输卵管绝育术后并发慢性盆腔疼痛与腹式输卵管结扎术相比,术后腹痛发生率低、持续时间短,疼痛程度也较轻。

【临床表现】

查体时腹部有压痛但无腹肌紧张。需注意与其他原因如子宫内膜异位症等导致的慢性盆腔痛鉴别。

【处理】

查找致病因素,对症处理。严重者可口服止痛药。

【预防】

仅仅套扎或置夹于输卵管峡部,避免扎、夹输卵管系膜。术时局部注入少量普鲁卡因或利多卡因有助于防止术后疼痛。

九、术后感染

【概述】

腹腔镜下输卵管绝育术后感染可分切口感染和盆腔感染。其原因除与导致腹部输卵管结扎术后感染相同外,术前脐窝部清洁消毒处理不当,也是术后切口感染原因。

【处理】

详见腹部输卵管结扎术后感染。

【预防】

加强无菌观念,严格按常规操作。伴有生殖器官或盆腔感染史者暂缓手术。

十、粘   连

【概述】

腹腔镜下输卵管绝育术后腹腔粘连常因分离原粘连产生粗糙面或手术创面出血,腹膜及脏器浆膜层有轻度损伤,组织碎屑及其他异物残留于腹腔内。或盆腔器官原有感染灶或有手术史。

【临床表现】

镜下见到膜状、网状或与盆腔器官形成致密性包裹粘连。

【处理】

尽量分离粘连,必要时边分离边止血(电凝)。

【预防】

避免不必要的组织损伤。分离粘连时保持组织表面湿润。仔细止血,必要时术后冲洗或加用乳酸林格液,以防再粘连。

十一、手术引起的死亡

【概述】

腹腔镜下输卵管绝育术引起死亡是最严重的并发症。常见病因:

1. 全麻时,肺供氧不足,心跳呼吸骤停。
2. 难以控制的大出血,导致 DIC。
3. 肠管损伤继发感染、败血症。
4. 合并严重的内外科疾病,如心肌梗死、肠系膜血管栓塞等。

【处理】

详见严重并发症休克章节。

【预防】

1. 全麻时行气管插管。可预防心肺功能衰竭。
2. 防止灼伤肠管。
3. 严格遵守腹腔镜常规操作。
4. 对口服避孕药者在绝育术前至少停服 1 个月,并采用其他避孕措施。
5. 手术操作熟练程度是减少并发症的关键因素。

第五节 其他相关并发症

一、相关的精神和行为障碍

【概述】

输卵管绝育术后相关的精神和行为障碍与结扎手术本身并无直接关系,可能与受术者本身的性格、教育、家庭、社会因素及手术相关的心理状态有关;术前未作好充分咨询和知情选择;手术本身刺激和医务人员的语言影响,导致术后过度紧张而表现出精神行为的异常。

【临床表现】

分躯体障碍与精神障碍两种类型。

1. 躯体障碍

(1)运动抑制:不同程度的肢体瘫痪,如截瘫、偏瘫等。

(2)语言抑制:可为缄默症或失音症。

(3)运动增强:如肢体震颤、阵发性痉挛及抽搐等。

(4)感觉抑制:出现与末梢神经分布不符的感觉减退或消失。

(5)自主神经功能失调:如神经性厌食、贪食、神经性呕吐、呃逆、腹胀、便秘及肠麻痹;

还可为神经性尿频、尿急;阵发性心动过速,呼吸短促,突发性潮热;皮肤神经性水肿等。

2. 精神障碍

(1)意识障碍,意识朦胧。

(2)情感失调,焦虑紧张,悲观抑郁,反应迟钝,或激动、喜怒无常等。

3. 术前精神行为正常,术中或术后有一定的诱因或暗示。

4. 查体未发现器质性病变。

5. 心理治疗有效。

【治疗原则】

1. 心理治疗为主　做耐心细致的解释和咨询,提高患者的心理适应能力。辅导患者进行放松训练,必要时可借助生物反馈仪器,也可以使用暗示疗法。

2. 精神科药物治疗　主要为对症治疗,在术前、术后均可应用,特别是对存在焦虑紧张症状的患者,效果较好。

3. 可配合针灸、理疗等方法。

二、输卵管绝育手术失败后妊娠

【概述】

输卵管绝育手术有一定的失败率,报道大约在1%左右,与结扎部位和方法、手术时机等有关。绝育术后发生子宫内妊娠或异位妊娠其原因主要包括:术前受孕,常因在受术者排卵后行手术,受精卵已达输卵管手术部位之近宫腔端;结扎后结扎的输卵管管腔复通、新生伞形成、输卵管瘘或伴新生伞形成;输卵管内膜异位;误扎技术操作错误等。腹腔镜下绝育手术可以因硅胶环套扎或弹簧夹放置和选择的部位不当,自行脱落,或阻断不完全,或瘘管形成等重新形成吻合。

【临床表现】

根据结扎术后有停经及早孕反应,妇科内诊子宫增大变软,尿妊娠试验阳性,超声检查提示胚胎等综合判断。输卵管结扎术后失败导致妊娠发生时异位妊娠的几率增加,应特别注意提高警惕,要及时诊治。

【治疗原则】

1. 宫内妊娠　同一般宫内妊娠,根据孕周选择人工流产方式或继续妊娠。需要终止时,应按照人工流产常规选择恰当的方式终止妊娠。

2. 异位妊娠　输卵管绝育术后一旦失败,再次妊娠时易造成异位妊娠。随着辅助生殖技术的开展,因行 IVF-ET 前接受腹腔镜双输卵管结扎术的女性发生输卵管间质部妊娠有增多趋势。其临床表现同一般异位妊娠。术后出现闭经或伴有阴道不规则出血,应及时甄别异位妊娠的存在,尽早予以处置。处理方式参照一般异位妊娠,采用手术治疗,或住院密切观察保守治疗。

3. 需使用其他避孕措施或对失败侧输卵管重新实施绝育术。

【预防】

1. 手术操作要熟练,加强基本功培训。

2. 选择恰当的手术时机。非孕期,月经干净 3 ~ 7 天且无性交时手术为宜。

3. 输卵管电凝法于电凝近侧端时不宜电凝时间太长,一般以组织变色为宜,以免近端形成瘘管。硅胶环应在套扎前将环放置于内套管上,以免影响环的弹性,使环松弛影响效果。套扎必须完全,以峡部为宜,以防失败。置夹部位应在输卵管峡部,必须完全将输卵管夹住,并与输卵管垂直。

第六节 手术并发症常见症状的鉴别诊断

术后除切口有轻微疼痛,一般情况下并不伴有明显腹痛症状。而当术后出现较重腹痛或持续腹痛时,要考虑有术后并发症可能。应详细询问腹痛的性质、部位、时间及其相伴症状,并仔细作大体和妇科检查,了解盆腔病变情况。进行超声和实验室检查等辅助检查协助诊断。通过病史、体征和辅助检查等结果作出综合分析,必要时通过腹腔镜检查以明确诊断。

1. 盆腔感染性疾病 可有反复发作盆腔感染性疾病病史。如双合诊检查可有一侧或双侧附件增厚,或有炎性包块,伴有压痛;腹腔镜检查可见到盆腔炎症改变:输卵管远端闭锁(粘连)、积水或积脓等。

2. 异位妊娠有停经史,阴道不规则出血,伴或不伴有腹痛。腹痛可为刺痛、撕裂样痛,常突然发作,持续或间歇出现,有内出血多时可伴休克。盆腔检查可扪及附件包块,有宫颈举痛和摇摆痛。尿妊娠试验阳性,血 β-hCG 则更有诊断价值。超声检查或腹腔镜检可有助于诊断。

3. 子宫内膜异位症病史有进行性加重的痛经。盆腔检查时,子宫多后倾固定,直肠子宫陷凹、宫骶韧带或子宫后壁下段等部位可扪及触痛性结节,或在附件处扪到囊性包块。腹腔镜检查可明确诊断。

4. 盆腔或腹腔粘连 主要有腹痛、腰痛症状,疼痛部位和程度与粘连的严重程度有一定关系。腹腔镜检查或开腹探查可明确诊断。

5. 大网膜粘连综合征 术后有腹痛、腹胀,躯干不能伸直,或伸直时固定区域牵拉痛。腹腔镜检查或开腹探查可证实。

6. 腹腔内异物遗留 术后可出现持续性腹痛、腹胀,无明显诱因发热。腹部触及不规则包块,压痛明显并有腹膜刺激症状。如为金属器械遗留,作 X 线腹部平片可协助诊断。非金属物品可用超声协助诊断。必要时进行开腹探查明确诊断。

7. 盆腔静脉淤血综合征 绝育术前无腹痛病史,术后出现以腹痛、腰痛、性交痛的"三痛"为主的多种主诉。体检及妇科检查无明显阳性体征。曾诊断盆腔感染性疾病,抗感染治疗效果不佳。腹腔镜检查、阴道超声检查或盆腔静脉造影可有助于诊断。

8. 合并卵巢囊肿蒂扭转 曾发现有卵巢囊肿,突然发生一侧下腹剧痛,常伴有恶心、呕吐甚至休克。妇科检查扪及肿物张力较大,有压痛,以瘤蒂部最明显,并有肌紧张。超声检查有助于诊断。

第五章　输精管绝育术

输精管绝育术是安全、有效、简便、经济的能发挥永久性避孕效果的一种男性节育方法。根据是否阻断输精管腔,可将其分为阻塞性输精管节育术与非阻塞性输精管节育术两大类。前者包括各种式式的输精管结扎术(切除术)、管腔内注射化学药物或生物材料的阻断术、使用各种材料的输精管腔夹闭术、激光或微波照射输精管腔凝堵术;后者包含管腔内注射化合物、管腔内植入不同材质与类型的节育装置等。

第一节　输精管结扎术

【适应证】

已婚男子自愿要求输精管结扎术且无禁忌证者。

【禁忌证】

1. 出血性疾病、精神病、明显神经症、各种疾病急性期和其他严重慢性病。

2. 泌尿生殖系统急慢性炎症,如急性泌尿系感染、阴囊炎症、湿疹、淋巴水肿或其他有碍于手术的皮肤疾病尚未治愈者。

3. 腹股沟斜疝、鞘膜积液、严重的精索静脉曲张等阴囊内疾病。

4. 性功能障碍。

【手术时间】

无特殊要求。

【术前准备】

1. 做好术前咨询,解除思想上的各种疑虑,夫妻双方知情,签署同意书。

2. 询问病史。

3. 体格检查　包括测量体温、脉搏、血压,心肺听诊,外生殖器检查。

4. 进行血、尿常规和血型,出凝血时间,HIV 病毒、梅毒、乙型及丙型肝炎病毒等相关检查。

5. 采用普鲁卡因麻醉者,术前应做皮试。

6. 阴部备皮后,用温水、肥皂清洗阴囊、阴茎、下腹及会阴。

【手术步骤】

1. 手术应在手术室进行。

2. 术者穿手术用衣裤,戴帽子、口罩。常规刷手后,戴无菌手套。

3. 受术者平卧位,橡皮筋悬吊固定阴茎后,用碘伏或其他刺激性小的消毒液消毒手术野。

4. 在阴囊下垫消毒手术巾,使阴囊和肛门区隔开。铺无菌孔巾,仅露阴囊于孔巾外。

5. 采用直视钳穿法或传统方法施行输精管结扎。

6. 直视钳穿法输精管结扎术

(1)局部麻醉:用手指固定一侧输精管,选择阴囊表面血管稀少区,用1%~2%利多卡因或普鲁卡因行阴囊手术入口处皮肤浸润麻醉及精索阻滞麻醉,每侧约2.5ml,然后用拇、食指挤压麻药皮丘以减轻皮肤肿胀。

(2)固定输精管:①术者右手将睾丸轻轻往下牵引(注意推开精索血管),左手拇、食、中指在阴囊外触摸一侧输精管并将其牢靠固定于阴囊皮下;②用输精管皮外固定钳(以下简称固定钳)于局麻处将输精管连同绷紧的皮肤套入钳圈内,抬高钳尖并下压钳尖前方的皮肤,使钳圈前方的皮肤绷紧、变薄,致该处输精管呈现高度突起。

(3)分离阴囊壁:用输精管分离钳(以下简称分离钳)的一侧钳尖在钳圈内输精管最突出处刺入皮肤直至输精管前壁及管腔。退出分离钳,闭合钳尖再由该创口处插入,以均匀力量徐徐张开钳尖,使阴囊皮肤至输精管间各层组织一并分开,创口长度约为输精管直径的2倍(此时可见光裸的输精管)。

(4)提出输精管:将分离钳钳尖朝下,用一侧钳尖向远睾端(精囊端)方向刺入光裸的输精管前壁,以顺时针方向旋转180°使钳尖朝上,闭合钳尖夹住输精管前壁,松开皮外固定钳提出光裸的输精管,去除分离钳换用固定钳钳夹提出的输精管。

(5)分离输精管:用分离钳在紧靠输精管纡曲部穿过,与提出的输精管呈平行方向缓缓张开钳尖,游离约1.5cm输精管,注意避免损伤与输精管伴行的血管。

(6)精囊灌注:用眼科剪或尖刀剪开或切开输精管壁至管腔,插入6号钝针,缓慢精囊灌注1%普鲁卡因5ml(判断输精管的三个标志:切开输精管管腔后应看到管腔黏膜;平针头插入时应很顺畅;精囊灌注时受术者应有尿急感)。

(7)结扎输精管:用分离钳在两侧输精管拟结扎处轻轻压搓,在压搓处分别用1号丝线结扎,于两结扎处间切除约1cm长输精管,切除的组织应仔细检查并确认输精管,注意避免误扎其他组织,剪除近睾端(附睾端)侧结扎线,暂时保留远睾端(精囊端)侧结扎线。

(8)分层隔离输精管残端:拇、食指捏住精索向下肢方向牵拉,将残端还纳于精索内。然后提出远睾端(精囊端)侧结扎保留线,当残端再次暴露在阴囊创口外时,即用分离钳将所带出的精索筋膜与远睾端(精囊端)输精管后壁一并钳夹,1号丝线结扎,使两残端分层隔离(附睾端在筋膜内、远睾端在筋膜外)。

(9)检查无出血及血肿形成,剪去保留线,将输精管残端复位,皮肤创口无须缝合。

(10)同法行对侧输精管结扎术。

(11)皮肤创口用创可贴或无菌纱布覆盖,以胶布固定。

7. 传统法输精管结扎术 除直视钳穿法输精管结扎术外,国内不同地区传统常用的输精管结扎术由于所选择的入口部位、入口方式、输精管固定、输精管残端处理的不同,已经形成了钳穿法、针头固定法、穿线法、针挑法等输精管结扎术。上述手术方法各具特色,术者应根据手术习惯和受术者的具体情况选用。本章节只对钳穿法输精管结扎术予以阐述。

（1）固定输精管:术者右手将睾丸轻轻往下牵引(注意推开精索血管),左手拇、食、中三指在阴囊外触摸一侧输精管,并将其捏于拇指和中指之间(中指上顶、拇指和食指下压),将输精管牢靠固定于阴囊皮下。三指固定动作应保持到将输精管及其周围组织夹持在固定钳钳圈内为止,以免在麻醉和钳夹过程中输精管滑脱。

（2）局部麻醉:在固定输精管的基础上,选择阴囊表面血管稀少区,用1%～2%利多卡因或普鲁卡因行阴囊手术入口处皮肤浸润麻醉及精索阻滞麻醉,每侧约2.5ml。

（3）提出输精管:①用输精管分离钳闭合钳尖于麻醉浸润处刺入阴囊壁,并将创口撑开约0.3～0.5cm;②用输精管固定钳伸入创口,张开钳嘴配合左手中指顶抬动作,将输精管及其周围组织夹持在钳圈内,抬高钳圈使夹持在钳圈内输精管及其周围组织暴露在创口外(此时可见高度突起的输精管);③避开血管用刀片纵行切开输精管被膜直达管壁或管腔,提出光裸的输精管于创口外。

（4）分离结扎输精管:①用分离钳紧靠输精管壁平行方向缓缓张开钳尖,游离约1.5cm输精管,注意避免损伤与输精管伴行的血管;②精囊灌注同直视钳穿法输精管结扎术;③用分离钳在输精管拟结扎处轻轻压搓,在压搓处用1号丝线结扎输精管两端,于两结扎处间切除约1cm长输精管,切除的组织应仔细检查并确认输精管,注意避免误扎其他组织。暂时保留两端结扎线,以便检查输精管残端有无出血。

（5）检查无出血和血肿形成,剪去保留线,将输精管残端复位,皮肤创口无须缝合。

（6）同法行对侧输精管结扎术。

（7）皮肤创口用创可贴或无菌纱布覆盖,以胶布固定。

【注意事项】

1. 严格无菌操作。

2. 手术时应轻巧细致,仔细止血,减少损伤。

3. 游离输精管时,尽量不损伤输精管动脉,避免结扎过多组织。

4. 结扎部位不宜距附睾和皮下环太近。

【术后处置】

1. 填写输精管结扎手术记录(表5-1),并将此表纳入病历文书管理,长期保存,以便查验。

2. 观察2小时,检查局部无出血等异常情况,方可离去。

3. 告知受术者注意事项

（1）术后休息7天。

（2）1周内避免体力劳动和剧烈运动,2周内不宜性交。

（3）有伤口出血、阴囊肿大或疼痛、发热时,必须及时就诊。

（4）术后5天拆线,对未缝合切口,5天后去除敷料。

（5）若术中未行精囊灌注,术后应坚持避孕3个月,经精液检查证实无精子后再停用其他避孕措施。

表5-1 输精管结扎手术记录表

```
姓名_____  年龄_____  职业_____  门诊号_____
单位_____  家庭住址_____  邮政编码_____  电话_____
简要病史_____
术前体检  血压_____/_____mmHg 脉搏_____/min 体温_____℃ 心_____肺_____
局部检查  阴   囊:左侧_____  右侧_____
         精   索:左侧_____  右侧_____
         输精管:左侧_____  右侧_____
         睾   丸:左侧_____ 张力_____;体积_____ml 右侧 张力_____;体积
              _____ml
         附   睾:左侧_____  右侧_____
         其   他:左侧_____  右侧_____
辅助检查  血常规_____  出凝血时间_____  尿常规_____
手术时间  _____年___月___日;___时___分至___时_____分;
手术野消毒液_____  麻醉药名及方式_____
手术方法  直视钳穿法____钳穿法____其他方法_____
输精管切除  左_____cm 右_____cm 附睾端包埋 左_____右_____
精囊灌注  药物_____剂量_____  术中情况 顺利____困难____
特殊情况记录_____
_____
_____
                                   手术者_____  助手_____
```

（6）嘱受术者定期随访，发现问题及时处理（表5-2）。

表5-2 输精管结扎术后随访记录表

随访日期	主诉	局部情况	精液检查及结果	处理	随访者

第二节 输精管结扎术并发症

输精管绝育术后，大约有50%的受术者经历有手术局部疼痛、肿胀、阴囊皮肤瘀斑等。症状大多轻微，不需要特殊治疗，多在1~2周内自然缓解。

输精管绝育术后并发症发生率较少，总体发生率大约为2%，需要住院治疗的严重并发症罕见。输精管绝育术后并发症只要及时处理、妥善治疗，大多数是可以治愈的。输精管绝育术后并发症发生率与是否严格执行手术常规、医师操作经验等有关。

输精管结扎术的常见并发症包括血肿、感染、痛性结节及附睾瘀积症。其他类型的输精管绝育术后并发症在发病机制及处理原则上与输精管结扎术大致相同。

一、出 血

【概述】

出血是输精管结扎术后最常见的早期并发症,多因手术适应证掌握不严、手术操作粗糙与止血不彻底或术后护理不当所致。出血一般发生在术后 24 小时内。根据出血部位不同,分为阴囊皮下淤血、精索血肿及阴囊血肿,单侧血肿多见。

【临床表现】

1. 阴囊皮下淤血 主要表现为阴囊入口或切口渗血、皮下淤血,或手术入口处有少量活动性出血。查体发现手术局部阴囊皮肤早期呈红紫色,晚期可呈青紫色,阴囊不肿大。

2. 精索血肿 多系输精管残端与周围组织细小血管损伤所致。出血积于精索鞘膜内,形成梭形肿块。触诊时可发现其表面光滑,边界清楚,张力较高,有囊性感,可随精索活动,压痛不明显。数天后,部分病例可见阴囊皮肤呈现青紫色。

3. 阴囊血肿 由较大血管损伤引起,最常见的是输精管动脉破裂。多发生于术后 2 小时内,出血快且量多。由于阴囊组织疏松,血管损伤后可持续出血。出血过多时,可见阴囊肿大。如早期未得到及时处理,阴囊可进行性肿大,肉眼阴囊皮肤红紫或青紫,可扪及边界不清的肿块。出血可沿筋膜间隙向会阴部及腹股沟区扩散,出现阴茎、会阴及腹股沟区弥漫性青紫肿胀,重者甚至出现失血性全身症状或者休克。

【治疗原则】

1. 阴囊皮下淤血 若有活动性出血,可局部压迫止血,无效时作全层缝合。若出血停止,或者仅有皮下淤血时,一般不须特殊处理;对浸润范围大、淤血重的病例,术后 48 小时后予以局部热敷。

2. 精索血肿 术后早期可用阴囊托或四头带加压包扎,局部冷敷(12 小时内)以达到收缩血管、减少局部出血,严密观察其变化。若局部进行性肿胀,则应切开止血并清除积血,并用抗生素预防感染。若出血停止,术后 72 小时可穿刺抽出积血,并向血肿内注入透明质酸酶 1500U,促进积血吸收。局部热敷,应用抗生素预防感染。

3. 阴囊血肿 出血量较小和稳定的血肿通过加压包扎、冷敷、卧床休息可自行吸收。凡发展快的阴囊内出血,都应及时切开止血并清除积血。对出血已停止的较大血肿,原则上以手术清除积血为宜,以免导致继发感染或局部形成纤维性硬节。对出血已停止的较小阴囊血肿,可在 48 小时后热敷,72 小时后穿刺抽出积血,并注入透明质酸酶 1500U。可同时每天肌内注射糜蛋白酶 5mg,共 10 次,以利于积血吸收。除此之外,应同时予以有效、足量抗生素积极预防感染。

阴囊血肿切开止血要点:①确定出血源于何侧。②无菌操作下切开阴囊,迅速清除积血,顺输精管残端寻找损伤的动脉并止血。即使输精管残端及其周围已无活动性出血也应再次结扎,以防清除血肿后再次出血。若未见动脉受损,应仔细检查可能造成损伤的其他部位,但不要涉及手术未波及的组织。③清除积血时,切忌盲目钳夹、过多挤压或分离组织。④阴囊底部做较大切口并放置橡皮引流条。

【预防】

1. 严格掌握手术适应证,尤其注意受术者是否有出血倾向;在患有精索静脉曲张或精索内有纤维瘢痕等情况时,手术要特别小心。

2. 手术操作应避开阴囊壁上的血管,如已伤及较大的血管,可用细丝线结扎或作全层缝合。

3. 阴囊壁至输精管外的各层组织裂口不应小于输精管直径的 2 倍,以免因其嵌顿而掩饰损伤性出血。

4. 固定输精管要牢靠,以免滑脱。避免反复钳夹和外提输精管,造成精索血管损伤。

5. 游离输精管时,应与提出的输精管平行纵向分离,以免撕裂输精管动脉。若有输精管动脉断裂,应单独结扎止血。手术结束前要确认没有活动性出血。

6. 结扎输精管残端时,不应用力过大而勒断输精管;也要避免结扎过松而滑脱。结扎时,若一端结扎线头滑脱、残段缩回阴囊且无明显出血,不宜再勉强盲目钳夹提出结扎而引起出血,但术后应严密观察。

7. 术后避免过早参加体力劳动,尤其是骑车等,以免局部因摩擦、牵拉而导致出血。

二、感 染

【概述】

输精管结扎术后感染常发生于术后 3 ~ 4 天。多因皮肤消毒不严、手术污染,少部分因生殖道潜在感染被激发所致。根据感染部位与程度不同,临床上常见有阴囊入口感染、输精管炎/精索炎、前列腺炎/精囊炎。在无菌操作情况下发生的术后感染多继发于出血或术后血肿。

【临床表现】

1. **阴囊入口感染** 最为常见,感染局限于阴囊皮肤或皮下组织,局部可出现红肿、疼痛甚至化脓。

2. **输精管炎/精索炎**

(1)输精管炎:患侧阴囊坠胀疼痛,向同侧大腿根部及会阴部放射。查体可触及输精管近睾丸端或两端增粗、变硬或有粘连,有明显触痛。

(2)精索炎:起病急,精索增粗,局部疼痛明显。可沿精索放射至腹股沟部,甚至耻骨上或下腹部。体检可见皮肤表面红肿,精索呈纺锤形或条索形增粗,输精管扪不清楚。若炎症形成脓肿可有波动感。如果迁延至附睾可伴发附睾炎,出现更为严重的阴囊坠痛,常伴寒战、高热等全身症状;局部检查可见阴囊红肿,附睾肿大,触痛明显。炎症未及时控制,会继发阴囊脓肿。治疗不彻底,可转为慢性炎症,继发附睾瘀积症,加重症状。

3. **前列腺炎/精囊炎** 若炎症波及精囊端输精管可继发前列腺炎、精囊炎,这两个部位的炎症往往同时发生。患者感觉腹股沟、耻骨上、腰骶、会阴及肛门等部位疼痛不适,可伴寒战、发热等全身症状,并出现膀胱刺激症状,例如:尿频、尿急和尿不尽感,重者出现尿痛、血尿及排尿困难。局部检查:耻骨上压痛。肛门指诊检查:前列腺肿胀、压痛、局部温度升高、不规则；脓肿形成可有波动感，易向直肠或会阴处溃破。尿常规检查可发现大量脓细胞，尿道分泌物镜检有大量成堆白细胞，可通过中段尿培养来明确细菌来源。此外，精液中还可出现血精。由于患者的不适感和存在菌血症的危险，禁忌在炎症急性期作前列腺按摩。若急性炎症治疗不及时或未彻底控制，可迁延为慢性炎症，出现临床症状反复发作。

【治疗原则】

1. 阴囊入口感染。清洁伤口，口服抗生素 7～10 天。

2. 急性炎症期的处理

（1）一般处理：卧床休息，抬高阴囊；早期冷敷，减轻症状，避免炎症扩散；晚期热敷或热水坐浴、理疗，改善局部血液循环，促使炎症消退；口服非甾体止痛剂。胀痛明显者，可做精索封闭；急性期忌性生活和运动。

（2）抗生素药物：早期及时使用有效足量的抗生素。症状较轻的患者应口服抗生素 2～4 周，迅速控制感染，预防转为慢性。常用药物有青霉素类、头孢菌素类或喹诺酮类。伴有全身症状者应静脉给药，最好根据细菌培养药物敏感试验结果选择用药。待患者全身症状改善后可改用口服抗生素，疗程至少 4 周。

（3）脓肿处理：一旦有脓肿形成，应及时切开引流。阴囊脓肿切开引流的位置要低，切口要够大，以防术后阴囊收缩而引流不畅。前列腺脓肿可采取经直肠超声引导下细针穿刺抽吸、经尿道或经会阴对前列腺脓肿切开引流。

3. 慢性炎症期的处理

（1）慢性精索炎：局部用药较全身用药效果好。可用庆大霉素 40 000U、醋酸泼尼松龙 12.5mg、糜蛋白酶 5mg、1% 盐酸普鲁卡因 3ml，混合后作精索周围注射，每周 1 次，3～5 次为一个治疗周期。操作时，切忌将药物注入精索瘢痕组织内，以防炎症扩散。可用抗生素离子透入或碘离子透入理疗，加速炎症吸收。若形成输精管瘘或阴囊窦道，可在控制感染后在无菌条件下手术切除病变组织，但勿损伤精索主要血管。

（2）慢性前列腺炎/精囊炎：治疗效果不如急性期，停药后易复发。所选择药物应为脂溶性、离解常数高、与血清蛋白结合低的药物。常用抗生素是氟喹诺酮类，疗程 4～6 周，同时强调配合其他治疗方法，如前列腺按摩、抗生素离子透入或碘离子透入理疗、热水坐浴等。对顽固性前列腺/精囊炎可采用直接输精管穿刺注射药物，使药物直接进入病变部位。

【预防】

1. 严格掌握手术适应证，有泌尿生殖系感染者不宜手术。

2. 严格消毒手术器械、布单、敷料、结扎线等。

3. 术前认真清洗手术区，应用有效、无刺激性的皮肤消毒剂充分擦拭手术区域。

4. 严格无菌操作。

5. 切忌操作粗糙，避免损伤过多组织。

6. 及时更换敷料，防止伤口污染。

7. 充分告知，使受术者理解正确的术后伤口护理，以及判别需要立即复诊的感染征象。

三、痛性结节

【概述】

输精管结扎术后,其断端可出现不适感或微痛。如疼痛迁延至 3 个月或更长时间或伴有增生性结节,触痛明显,应视为异常,临床上通常称之为"痛性结节"。但从病理学角度看,痛性结节实际为各种病理改变所致的症状性输精管残端周围炎。其病理学基础主要为精子肉芽肿性炎症,其他病理改变包括结扎线过多、过粗引起的异物肉芽肿,输精管残端感染引起的炎性肉芽肿以及输精管分离不彻底,将部分精索神经纤维一并结扎形成精索神经纤维瘤。

【临床表现】

输精管结扎术后 3 个月,结扎部位持续疼痛,疼痛多呈钝性,在劳累、性兴奋或射精时加重;疼痛可放射至腹股沟、下腹及腰骶部。病变急性发作时,结扎结节增大,疼痛加剧;炎症消退后,结扎结节缩小,症状减轻。

局部查体:在输精管结扎处可触及结节,有明显触痛或压痛,疼痛程度与结节大小无关。

输精管残端部位的痛性结节应与精索炎、结节与精索或阴囊壁粘连、输精管阴囊瘘等进行鉴别诊断。

【治疗原则】

1. 口服非甾体消炎止痛药。

2. 局部理疗。

3. 局部封闭是目前疗效较好的方法,常用药物配方为:庆大霉素 4 万 U 或丁胺卡那(阿米卡星),醋酸泼尼松龙 12.5mg,1% 盐酸普鲁卡因 3ml,亦可加入糜蛋白酶 5mg。将结节固定在阴囊皮下表浅位置,用 5 1/2 号注射针穿刺,每周行结节周围封闭注射 1 次,3~5 次为一个治疗周期。避免将药物直接注入结节。症状消失后,不需重复注射。

4. 经保守治疗无效,可在控制炎症后手术切除结节。术中分离切除结节,标本送病理;用电灼或石炭酸烧灼残端封闭管腔后再进行输精管残端结扎。术中分离应保持结节完整和避免伤及精索主要血管,最好用电灼止血以免过多异物残留。若存在输精管残端与阴囊壁粘连或输精管阴囊瘘,均应手术治疗。

【预防】

1. 严格掌握手术适应证。

2. 手术要仔细,减少不必要的组织损伤和出血。

3. 结扎前应将输精管分离干净,避免将输精管连同周围血管、神经一并结扎。

4. 选用 1 号丝线结扎,松紧适度;用力过大可勒断输精管,过松则易滑脱。术中如有出血,应使用更细的结扎线,避免残留过多线结等异物。

5. 电灼残端输精管黏膜,但不伤及肌层,可有效降低输精管残端精子肉芽肿的发生率。

四、附睾瘀积症

【概述】

附睾瘀积症是一个症状表述,是附睾组织对外溢精子的无菌性炎症反应。输精管结扎术后,睾丸继续生成的精子和睾丸液进入附睾,致使近睾端生殖道内静水压明显增高,术后近期可出现睾丸与附睾不适感或轻微胀痛等充血性附睾炎症状。经过一段时间后,由于睾丸分泌与附睾吸收的动态平衡建立,绝大多数受术者的临床症状会消失。但是,如果因手术损伤附睾神经、血液供应,影响附睾吸收功能,或原有的隐性以及继发性生殖道感染降低了附睾吸收功能,新的动态平衡不能建立或遭到破坏,附睾管腔内静水压力持续升高出现瘀积,导致近睾端输精管、附睾管出现不同程度的扩张、管壁变薄、管腔破裂。精子外溢至间质诱发无菌性炎症反应,出现以充血、淋巴细胞浸润为特征的间质改变。在外溢精子不能被迅速清除时,即可形成精子肉芽肿。若无新的破裂发生,间质内精子可被消化吸收;一旦新的破裂发生,炎症反应又开始活跃。因此,间质的炎性反应呈现周期性发作,在临床上表现为症状时轻时重。

【临床表现】

1. 输精管结扎术后 6 个月或更长时间,患者自觉附睾肿胀、疼痛,可放射到腹股沟、下腹部及腰骶部。

2. 疼痛多为钝性,呈间隙性或持续性,症状多在劳累、长时间站立或行走及性生活后加重。

3. 查体 附睾均匀肿胀,有明显压痛,重者可触及结节,形状不规则,质地较硬。附睾端输精管扩张,与精索无粘连。阴囊超声可显示附睾肿大、增厚或结节。

无症状性的附睾肿大仅是一种附睾瘀积现象。有症状性附睾肿大是诊断要点;附睾肿大的程度,尤其是其张力则往往反映病变的轻重。

【治疗原则】

1. 一般处理 应用阴囊托或穿紧身内裤,抬高阴囊;局部理疗或热水坐浴可抑制精子发生,改善局部血液循环,减轻自觉症状。

2. 非甾体消炎止痛药。

3. 若出现继发感染,应用抗生素控制感染。

4. 保守治疗无效者可行手术治疗。附睾瘀积发生时间较短且附睾未触及结节者,可行输精管复通术。附睾瘀积发生时间较长且附睾有明显硬结者,则行附睾-近睾端输精管-结扎结节切除术。

【预防】

1. 严格掌握输精管结扎手术适应证、仔细筛查受术者。附睾有任何异常者均不宜接受输精管结扎术。

2. 严格无菌操作,避免术后发生感染。

3. 输精管结扎部位不宜距附睾太近,要使附睾有较多的缓冲空间。

　　4. 术中避免损伤精索与较大血管,及过多分离结扎输精管周围组织,以免影响血液供应和神经支配。

五、其　他

(一) 手术失败

　　输精管结扎术是男性最有效的节育方法之一。节育效果的判断应以手术后精液两次离心沉淀中查无精子为标准,该标准不仅科学、合理,而且便于不同术式之间有效性的比较和评价。2012 年欧洲泌尿学会(EAU)发布的输精管结扎术指南中手术失败的定义为输精管结扎术 3 个月后精液中含有活动精子或者精子浓度大于 $1 \times 10^5/ml$。如果输精管结扎术 6 个月后精液中仍存在活动精子需重做手术。与手术失败相关的妊娠率大约为 0~2%。手术后残余精子妊娠是术后避孕失败的常见原因。

　　输精管结扎手术失败的主要原因为输精管自然再通、误扎了输精管外的其他组织、存在重复输精管未能发现以及在同侧输精管做了两次结扎等。

(二) 输精管阴囊瘘

　　输精管结扎术中由于误将输精管残端与阴囊皮下组织一并结扎,或输精管残端复位不良,使输精管残端与阴囊壁粘连,将阴囊壁牵拉形成"脐孔样变"(图 5-1),在此基础上如继发感染易形成输精管阴囊瘘。临床可见手术入口邻近皮肤出现复发性、疼痛性簇状丘疹,可自然破溃并有脓性分泌物排出。查体时可扪及输精管残端与阴囊壁之间有条索状组织,牵拉时疼痛加重。应手术彻底清除病理组织,烧灼并结扎输精管残端,全层缝合阴囊切口。

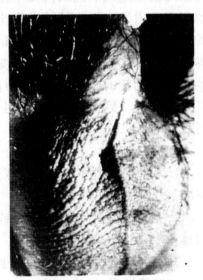

图 5-1　脐孔样变
(引自:郭应禄,等.男科学.北京:人民卫生出版社,2004.)

第六章　输卵管吻合术

第一节　输卵管吻合术

【适应证】

输卵管绝育术后由于某些原因要求再生育并符合以下条件者:

1. 育龄期妇女。

2. 身体健康。

3. 绝育术后月经规律,卵巢功能正常。

4. 生殖器无明显病变,包括炎症、肿瘤等。

【禁忌证】

1. 结核性输卵管炎或弥漫性结核性腹膜炎病史。

2. 盆腔感染性疾病、腹膜炎史、严重的盆腔粘连。

3. 双侧输卵管多处阻塞、双侧输卵管妊娠史。

4. 卵巢功能衰竭。

5. 男性不育。

6. 患有严重疾病而不能承受妊娠,或各种疾病的急性期。

7. 腹部皮肤有感染者应暂缓。

8. 有剖宫取胎史或两次剖宫产史为相对禁忌证。

【手术时间】

以月经干净后 3~7 天或排卵前期为宜,且经后无性生活。

【术前准备】

1. 仔细询问病史。了解其绝育手术的时机、方式、手术过程及术后情况。

2. 根据既往的手术情况和受术者自身特性向患者和家属说明手术成功率,可能发生的并发症等。夫妻双方知情选择,签署手术同意书。

3. 做好全身检查、妇科检查,必要的辅助检查包括:宫颈细胞学检查,乙型、丙型肝炎病毒抗原抗体,梅毒、艾滋病抗体,血生化和凝血功能,血尿常规、血型,心电图,胸片,以及结合病史和查体提示进行具有针对性辅助检查等,例如女性生殖内分泌检查等。

4. 男性生育功能检查,尤对男方系初婚或已婚但未生育者。

5. 腹部备皮。

【手术器械】

1. 使用双目放大眼镜或双目手术显微镜。

2. 显微外科手术器械。7-0 或 8-0 的无损伤缝合线,显微外科用手术器械,1~1.2mm 直径的塑料管或硬膜外麻醉用的导管,作为输卵管内支架。

【麻醉】

通常选择连续硬膜外麻醉或全身麻醉。

【手术步骤】

1. 受术者排空膀胱取仰平卧体位。

2. 切口以下腹正中纵或横切口,长 5~8cm 为宜。一般选择在既往手术切口瘢痕部位。

3. 逐层切开皮肤、皮下脂肪,剪开腹直肌前鞘,钝性分离腹直肌。提取腹膜,避开膀胱、肠管和血管,确认为腹膜,将其切开后进入腹腔。

4. 探查腹腔有无粘连和盆腔器官有无异常情况。将单侧输卵管提出或将子宫和附件托出腹腔,纱垫填塞固定。

5. 检查输卵管阻塞部位、结扎方式、瘢痕形成及系膜粘连情况,测量输卵管长度。

6. 输卵管吻合术 根据输卵管情况及吻合部位可采用端端吻合、端斜缝合、漏斗型缝合、袖套缝合等法,同时吻合双侧输卵管。以输卵管峡部端端吻合为例:

(1)系膜下注入生理盐水,于输卵管背部切开系膜,切除全部瘢痕,游离输卵管近、远盲端各 0.3~0.5cm,剪开盲端,自伞端插入支架导管。注入生理盐水,检查间质部、壶腹部、伞端是否通畅。

(2)按输卵管的解剖关系将两断端对齐,7-0 或 8-0 无损伤缝线于6°或12°处贯穿缝合肌层一针作为标志,然后依次将管壁缝合。缝针要对齐、平整、匀称。缝合完毕后,自支架导管注入含有抗生素和地塞米松的生理盐水,同时撤出支架导管。

(3)以 7-0 无损伤缝合线间断缝合浆膜层。当浆膜层缺损较多时,可另取无脂肪腹膜覆盖之。

7. 也可根据情况保留支架。以 4-0 的肠线或无损伤肠线将支架缝合固定于伞端,并由腹壁引出。术后 7 天取出支架。

8. 测量输卵管长度,冲洗净输卵管表面,预防术后粘连。子宫和双侧附件复位到正常解剖位置。

9. 术中应用加有肾上腺素的生理盐水间断喷洒和冲洗吻合手术操作输卵管部位,以止血和清洁术野,保持术野清晰。

10. 操作结束后以温盐水清洗腹腔,可在腹腔内或输卵管内保留防粘连药剂,以期防止粘连。

11. 常规缝合腹膜及腹壁各层。

【术后处置】

1. 填写输卵管吻合术手术记录(表6-1)。

2. 皮肤丝线缝合,术后 7 天拆线。

3. 告知受术者注意事项

表6-1 输卵管吻合术手术记录表

姓名_____ 年龄_____ 住院号_____ 床号_____ 手术指征_____
末次月经:_____年_____月_____日 手术日期_____年_____月_____日
术前用药_____
术前血压:____/____ mmHg 脉搏_____次/分 体温_____℃
实验室检查 血常规/血十四项_____ 血型_____ 凝血功能_____ 肝肾功能_____
乙肝五项、丙肝、HIV、TP_____ 尿常规_____
宫颈细胞学检查_____ 胸透/胸片_____ 心电图_____
麻醉方法:全麻/硬膜外/椎管内/其他_____
腹部切口:部位_____纵切口　　横切口
术前检查:输卵管　　左_____　　　　右_____
输卵管长度 左_____cm　右_____cm
卵巢　　　　左_____　　　　右_____
子宫_____
吻合部位/方法　左_____端端吻合/植入/其他_____
右_____端端吻合/植入/其他_____
缝合线　7-0　8-0
术后输卵管长度　左_____cm　右_____cm
手术　顺利　困难(详述)_____
手术出血量_____ml 保留支架　否　是　预计取出支架时间_____
手术时间_____　附加手术_____
特殊情况记录_____
手术者_____　助手_____

（1）术后休息3周。

（2）嘱受术者尽早翻身,24小时后可起床活动。

（3）手术后3~7天(如在月经周期前半期)可行经阴道输卵管通液术;留置输卵管支架者,取出支架同时行通液术。

（4）术后6个月内未妊娠者,可再次通液,或行子宫输卵管碘油造影等相关输卵管通畅检查。

第二节　输卵管吻合术并发症

女性绝育术后复通术无疑如同其他手术一样也存在一定的手术并发症发生风险,例如:出血、感染、相关脏器损伤、术后粘连等,甚至手术失败。

（一）手术失败

由于影响输卵管复通术效果的相关因素较多,因此其失败率通常存在一定比例。一般与绝育术的手术方式、部位、操作难易程度,术后输卵管组织形态学以及解剖状态改变、输卵管长短,复通术后输卵管长度、复通技术和技巧,以及多次手术导致粘连程度的变化有关。

【临床表现】

复通术中发现输卵管结扎部位近端(结扎部位与宫角之间输卵管)闭锁或术后在超声引导下输卵管通液或造影检查,提示输卵管不通畅。

【治疗原则】

可建议采用辅助生育技术以获得妊娠。是否需要再次行复通术,应充分评估,知情慎重选择。

（二）异位妊娠

复通术后,异位妊娠的发生率较正常情况提高 10 倍,但随着显微外科技术的引入,发生率相对降低,一般在 0.3% ~3% 左右。由于要求复通术者多数来自农村,医疗保健条件较差,术前需要向受术者和家属讲明术后发生异位妊娠的可能性、危险性以及临床症状和注意事项,告知当出现阴道不规则出血,尤其伴有腹痛发生应及时就医,以获得甄别及诊治,避免发生意外。

复通术后异位妊娠诊断要点与治疗方案及原则详见异位妊娠相关章节。

第七章　输精管(或附睾)吻合术

【适应证】

1. 输精管绝育术后因特殊原因需再生育。

2. 输精管绝育术后附睾瘀积症经非手术治疗无效。

3. 输精管绝育术后因精神因素所致的性功能障碍经多方治疗无效,且无手术禁忌证。

4. 外伤或手术意外损伤输精管。

5. 输精管阻塞性无精子症。

【禁忌证】

1. 出血性疾病或全身健康状况不良,不能耐受手术。

2. 手术局部或生殖系统炎症未治愈。

【术前准备】

1. 向受术者及家属讲明吻合术的成功率,包括复通率、再孕率、再育率及可能发生的并发症。夫妇双方知情,签署同意书。

2. 详细询问病史　如输精管绝育(结扎)术者,应了解其接受何种结扎方法、结扎年限、术时情况和术后是否感染和血肿等;如外伤或其他手术意外等原因导致输精管堵塞者,应详细了解其相关情况。此外,还应了解其之前是否做过输精管吻合术以及术时和术后情况。

3. 体格检查

(1)包括测量体温、脉搏、血压,心肺听诊等全身体检。

(2)重点做好泌尿生殖系统检查,包括输精管结扎结节大小、有无压痛、结节距离附睾远近,附睾大小、硬度、压痛、硬结和囊肿等,外伤或其他原因堵塞的输精管复通吻合,还应做输精管梗阻部位和长度的检查,以决定是否宜手术、手术和麻醉方式。

4. 辅助检查　精液常规、血常规、尿常规、出凝血时间,HIV、TP、乙肝两对半、丙肝、血型,必要时做其他相关检查。

5. 阴部备皮后,用温水、肥皂清洗下腹、阴茎、阴囊及会阴。

6. 对采用普鲁卡因麻醉者,术前应做皮试。

【手术步骤】

输精管(或附睾)复通吻合术,因输精管梗阻原因和部位的不同,所选择的麻醉、手术进路(切口)和吻合方式也随之不同。因此,本章节只对输精管结扎导致阻塞的复通吻合术进行阐述。

1. 输精管吻合术。

（1）手术应在手术室进行。

（2）术者穿手术用衣裤，戴帽子、口罩，常规刷手后，戴无菌手套。

（3）患者平卧，以碘伏消毒手术区。

（4）铺无菌巾，并罩以无菌孔巾，暴露术野。

（5）1%~2%利多卡因或普鲁卡因做局部浸润麻醉。为加强麻醉效果，可在近皮下环处的精索内注入5~8ml麻醉药行精索阻滞麻醉。对精神紧张、再次吻合或估计手术难度较大者，可选用椎管麻醉或硬膜外麻醉。

（6）将输精管结节固定于阴囊前外侧表浅部位，根据结节大小或局部情况做1~3cm切口，用输精管分离钳分离直达结节处。

（7）用输精管固定钳将结节提出切口，分离结节周围组织，游离出结节两端输精管各约1cm，在距结节0.3~0.5cm处以蚊式钳夹住输精管并剪断，视情况切除输精管结节或将结节旷置。

（8）用钝头针插入精囊端（远睾端）输精管腔，缓慢注入生理盐水约5ml，无阻力、局部无肿胀且受术者有尿急感表示远睾端管腔通畅；当剪断近睾端输精管，如见有灰白色液体流出可直接涂片；如未见灰白色液体流出，可在近睾端输精管端口直接涂片或按摩附睾和低压灌注等方法涂片，显微镜检查发现精子方可证实近睾端管腔通畅。

（9）证实两端管腔均通畅后进行吻合。

1）普通外科吻合法：将无针座的7号注射针向精囊端（远睾端）管腔插入约1cm，穿出管壁及阴囊皮肤，用医用尼龙线等做支撑物引入注射针管腔，以同样方法将该支撑物自附睾端输精管壁及阴囊皮肤引出，拉直支撑物，使输精管自然对合，避免旋转扭曲，用5-0~7-0带针尼龙线全层间断缝合输精管4~6针。酌情置橡皮片引流，缝合阴囊切口，两端支撑物垫以软橡皮管打结固定。同法行对侧吻合。

2）显微外科吻合法：用无创对合器在距断面约0.5cm处夹住两端输精管，在手术放大镜或手术显微镜下，用显微镊轻轻扩张精囊端输精管腔，使两端管腔大小尽可能接近，以8-0或9-0带针尼龙线，可用"4定点全层加外膜肌层缝合法"吻合，即全层缝合后壁、两侧壁、前壁，靠拢打两侧壁线结，然后在各全层缝线间加缝一针外膜肌层，逐一打结。卸下对合器，用小平镊将对合器夹扁的输精管复原，使其迅速恢复通畅，检查无出血、扭曲及输精管溢液后，还纳输精管于阴囊内。酌情置橡皮片引流，缝合阴囊切口。同法行对侧吻合。

2. 输精管附睾吻合术（经上述探查附睾端输精管没能查到精子时进行）

（1）附睾探查：适当延长阴囊切口（纵行），显露睾丸及附睾，从附睾尾、体、头逐渐探查阻塞部位，在阻塞部位处纵行切开附睾管一小口，见流出液体时加1~2滴生理盐水，置无菌玻片上进行显微镜检查，直至查见精子后再行输精管附睾间吻合。

（2）吻合（建议在25~40倍手术显微镜下进行）：将远睾端（精囊端）输精管与附睾间进行"端侧"或"侧侧"吻合，注意确保吻合成功的基本要素：精确的黏膜和黏膜对位；防渗漏的吻合；无张力和扭曲的吻合；良好的微创技术。

（3）检查无出血、扭曲及输精管溢液后，还纳输精管、睾丸及附睾于阴囊内，酌情置橡皮片引流,缝合阴囊切口。

3. 用无菌纱布覆盖伤口。

【注意事项】

1. 尽可能用电凝止血,少用缝合线结扎。

2. 分离输精管不可损伤外膜,以保证血液供应。吻合的输精管两断端必须是健康组织。镊子或钳子不要损伤输精管断端管壁和附睾组织。

3. 精囊端(远睾端)输精管注水不畅时,可于右侧注射 0.05% 刚果红、左侧注射 0.02% 亚甲蓝,立即导尿引出该侧注入颜色,便可证实通畅。

【术后处置】

1. 填写手术记录。

2. 给予抗生素预防感染。

3. 术后 24 小时拔除橡皮引流条。

4. 术后 3 天适当服用止痛和镇静药。

5. 术后 5~7 天拆线,术后 7 天拔除输精管内支撑物。

6. 告知受术者注意事项

(1)术后休息 3 周。

(2)局部有肿胀、淤血、感染等异常情况时,应随时就诊。

(3)定期随访并行精液检查。

第八章　人工中止（终止）妊娠

人工流产是指采用手术、药物或两者结合的人工方法终止妊娠。临床上主要应用于：

1. 因避孕失败等所致的非意愿妊娠的终止，作为避孕失败的一种补救措施。

2. 因医学原因不宜继续妊娠，例如：合并或并发某种疾病（包括遗传性疾病等），围产保健、产前筛查及产前诊断提示胎儿发育异常（包括胎儿畸形）等妊娠的终止，作为治疗性流产方法。

需要根据不同的孕期、适应证等选用不同的终止妊娠方法。终止早期妊娠的人工流产方法包括：手术流产（负压吸宫术和钳刮术）和药物流产。终止中期妊娠的人工流产常用方法包括：依沙吖啶羊膜腔内注射引产、米非司酮配伍前列腺素引产、水囊引产及剖宫取胎术等。

第一节　负压吸引术

【适应证】

1. 妊娠在 10 周以内自愿要求终止妊娠且无禁忌证者。

2. 因某种疾病（包括遗传性疾病）不宜继续妊娠者。

【禁忌证】

1. 各种疾病的急性阶段。

2. 生殖器炎症未经治疗者。

3. 全身健康状况不良不能耐受手术者。

4. 术前两次（间隔 4 小时）测量体温，均为 37.5℃ 以上者，暂缓手术。

【术前准备】

1. 术前咨询，解除思想顾虑。说明负压吸宫术风险，受术者签署知情同意书。

2. 详细询问病史及避孕史，特别注意高危情况。如：年龄 <20 岁或 ≥50 岁，反复人流史，剖宫产后 6 个月，哺乳期，生殖器畸形或并发盆腔肿瘤，子宫极度倾屈，子宫穿孔史及子宫肌瘤剔除史，宫颈手术史，带器妊娠以及内外科合并症等。

3. 测量血压和体温，做心、肺检查。妇科检查，注意子宫异常倾屈。

4. 尿或血妊娠试验。阴道分泌物常规检查。

5. 血常规或血十四项，乙型肝炎病毒表面抗原，丙型肝炎病毒、HIV、梅毒（RPR）抗体检测。

6. 心电图和超声检查。超声检查除胎囊大小，要注意着床位置，包括与剖宫产瘢痕的关系。

　　7. 根据病史和体检提示所涉及的相关检查。

【手术步骤】

　　1. 术者穿手术用衣裤,戴帽子、口罩。常规刷手并戴无菌袖套及手套,整理手术器械。

　　2. 受术者排空膀胱,取膀胱截石位。常规冲洗外阴及阴道,垫治疗巾、套腿套、铺孔巾。

　　3. 核查子宫位置、大小、倾屈度及附件情况,更换无菌手套。

　　4. 放置阴道窥器扩开阴道,暴露子宫颈,0.5%碘伏消毒宫颈、阴道穹隆及子宫颈管后,用宫颈钳钳夹宫颈前唇或后唇。

　　5. 探针依子宫方向探测宫腔深度及子宫位置。

　　6. 使用宫颈扩张器以执笔式逐号轻轻扩张宫口(扩大程度比所用吸管大0.5~1号)。如宫颈内口扩张困难,应避免强行扩张,可使用润滑剂。

　　7. 吸管及负压的选择　根据孕周及宫腔深度,选择5~8号的吸管,负压一般为53~66kPa(400~500mmHg)。

　　8. 负压吸引操作

　　(1)用连接管将吸管与术前准备好的负压装置连接,试查负压。

　　(2)依子宫方向将吸管徐徐送入宫腔,达宫腔底部后退大约1cm,寻找胚胎着床处。

　　(3)开放负压53~66kPa(400~500mmHg),将吸管顺时针或逆时针方向顺序转动,并上下移动,吸到胚囊所在部位时吸管常有振动并感到有组织物流向吸管,同时有子宫收缩感和宫壁粗糙感时,可折叠并捏住连接管阻断负压,撤出吸管(注意不要带负压进出宫颈口)。再将负压降低到27~40kPa(200~300mmHg),按上述方法在宫腔内吸引1~2圈,取出吸管。如组织物卡在宫颈口,可用卵圆钳将组织物取出。

　　9. 必要时可用小刮匙轻轻地搔刮宫底及两侧宫角,检查是否已吸干净。

　　10. 用探针测量术后宫腔深度。

　　11. 用纱布拭净阴道,除去宫颈钳,取出阴道窥器。如需放置IUD,可按常规操作。

　　12. 手术结束前,将吸出物过滤,核查吸出胎囊大小、是否完整,绒毛组织性状,是否有胚胎及其大小,并测量出血及组织物的容量。

【术后处置】

　　1. 填写负压吸引术手术记录(表8-1)。

　　2. 受术者在观察室休息0.5~1小时,注意阴道出血及一般情况,无异常方可离去。

　　3. 给予促进子宫恢复药物及抗生素。

　　4. 告知受术者术后注意事项。

　　(1)术后休息2周。

　　(2)2周内或阴道出血未净前禁止盆浴,保持外阴清洁。

　　(3)1个月内禁止性交。

　　(4)指导避孕方法。

表8-1 负压吸宫术、钳刮术病历及手术记录表

姓名_____ 年龄_____ 职业_____ 门诊号_____ 日期___年___月___日

单位/家庭住址_____ 电话_____

孕/产次___/___ 末次妊娠终止日期___年__月__日 末次妊娠结局___哺乳 否 是(___个月)

月经史 经期/周期_____/_____经量 多 中 少 痛经 无 轻 重 末次月经_____年

月____日

避孕史_____ 既往史_____ 药物过敏史_____

体格检查 血压_____/_____mmHg 脉搏_____ 体温_____℃ 心_____肺_____

妇科检查 外阴_____ 阴道_____ 宫颈_____

子宫位置 前/中/后/屈度 大小_____周 质地 软/中/硬/不均 压痛 无/有

附件_____

辅助检查 血常规_____ 尿妊娠试验_____性 清洁度_____度 滴虫_____念珠菌_____

超声 胚囊大小_____mm HBsAg_____ HIV_____RPR_____HCV_____

心电图_____ 其他_____

诊断_____

处置_____

检查者_____

手术日期_____年___月___日 体温_____℃ 手术者_____

术前处置

手术情况 子宫_____位 子宫大小_____宫腔深度术前_____cm 术后_____cm

扩宫口 未扩 扩 从_____号扩至_____号 吸管号_____负压_____mmHg

刮宫 无 有

胚囊 无 有 完整 破碎 胚胎大小_____cm

胎芽_____cm 胎儿对合 完整 不完整

手术 顺利 困难(详述)_____

出血量_____ml 病理检查 是/否

术中用药_____

术中特殊情况_____

术中取/放置IUD 型号_____ 规格_____ 其他_____

术后处理

告知术后禁性生活及盆浴

休假_____天

随访日期_____

避孕选择:IUC COC 体外排精 男用避孕套 其他_____

特殊处置_____

手术者_____

（5）如有阴道多量出血、发热、腹痛等异常情况，随时就诊。一般术后1个月应随诊1次，做随访记录。

【注意事项】

1. 供人工流产专用的电动吸引器，必须设有安全阀和负压储备装置，不得直接使用

一般的电动吸引器,以防发生意外。

2. 如吸引负压较大,吸管将宫壁吸住,应解除负压(打开吸管的通气孔或将吸管与所连接的负压管分离)。也可应用装有减压装置的吸引器。

3. 吸引时先吸孕卵着床部位,可减少出血。

4. 带器妊娠者,应在术前应用超声波或 X 线检查节育器情况。人工流产时,如节育器取出困难,应进一步作定位诊断。

5. 子宫倾屈明显、子宫畸形、宫角妊娠等,可在超声波监视下手术。

6. 人工流产时,若未吸出绒毛胚囊,应将吸出物送病理检查。动态观察血 hCG 变化及超声检查。应警惕异位妊娠、残角子宫妊娠及滋养细胞疾病。

7. 对高危妊娠孕妇,应在病历上标注高危标识。术前向家属及受术者说明手术难度及可能发生的并发症。将该手术作为重点手术对待,由有经验的医师承担。疑难高危手术应在区(县)以上医疗服务机构进行。

第二节　钳　刮　术

【适应证】

1. 妊娠 10 ~ 14 周以内自愿要求终止妊娠且无禁忌证者。

2. 孕妇因某些疾病(包括遗传性疾病)不宜继续妊娠者。

3. 其他流产方法失败者。

【禁忌证】

同本章"第一节　负压吸引术"。

【术前准备】

1. 需收入院手术。

2. 术前准备同本章"第一节　负压吸引术"术前准备 1 ~ 7。

3. 宫颈准备

(1)机械扩张法:术前阴道擦洗上药 2 ~ 3 天。在术前 16 ~ 24 小时,用 16 ~ 18 号专用无菌带气囊导尿管 1 根,放入宫腔内,留下部分用无菌纱布卷住,置于阴道后穹隆处。

(2)无药物禁忌证者可采用药物法准备宫颈(任选一种):①术前 2 小时口服或阴道后穹隆放置米索前列醇 200 ~ 400μg;②术前 1 ~ 2 小时阴道后穹隆放置卡前列甲酯栓 0.5 ~ 1mg。

【手术步骤】

1 ~ 7 与本章"第一节　负压吸引术"手术步骤相同。

8. 用 8 号吸管或卵圆钳进入宫腔,破羊膜,流尽羊水。

9. 取胎盘

(1)用卵圆钳沿子宫前壁或后壁逐渐滑入达宫底。

(2)到达宫底后,退出 1cm,在前壁、后壁或侧壁寻找胎盘附着部位。

(3)夹住部分胎盘(幅度宜小),左右轻轻摇动,使胎盘逐渐剥离,以便能完整地或大块地钳出胎盘。

10. 取胎体时,保持胎儿纵位为宜,避免胎儿骨骼伤及宫壁。如妊娠月份较大,也可先取胎体后取胎盘。

11. 钳出胎头后才能使用宫缩剂。

12. 保留取出的胎块,手术结束时核对胎儿及附属物是否完整。

13. 用中号刮匙或 6 ~ 7 号吸管清理宫腔内残留组织,测量术后宫腔深度。

14. 观察宫腔有无活动出血和子宫收缩情况。

15. 用纱布拭净阴道,除去宫颈钳,取出阴道窥器。

16. 填写手术记录(表 8-1)。

【术后处置】

同本章"第一节 负压吸引术"。术后休息按国家规定。

【注意事项】

1. 凡进入宫腔的任何器械严禁触碰阴道壁,以防感染。

2. 胎儿骨骼通过子宫颈管时不宜用暴力,钳出时以胎体纵轴为宜,以免损伤宫体和颈管组织。

3. 术毕,检查宫缩和出血情况,出血较多时给予宫缩剂。

4. 警惕羊水栓塞。

第三节 应用麻醉镇痛技术实施负压吸宫术

应用麻醉镇痛技术实施负压吸宫术,使受术者在手术时达到镇痛的目的。由专业麻醉医师实施麻醉并对受术者进行术中全程监护,保障麻醉手术顺利以及受术者的安全。

【适应证】

1. 妊娠 10 周以内自愿要求麻醉镇痛终止妊娠者。

2. 因某种疾病(包括遗传性疾病)不宜继续妊娠,要求麻醉镇痛终止妊娠者。

3. 无负压吸宫术和麻醉药及全身麻醉禁忌证者。

4. 美国麻醉医师学会(ASA)术前情况评估标准 Ⅰ ~ Ⅱ 级者。

【禁忌证】

1 ~ 4 同本章"第一节 负压吸引术"禁忌证。

5. 有麻醉禁忌证者(过敏体质,过敏性哮喘史,麻醉药及多种药物过敏史者)。

6. 术前未禁食及禁饮者。

7. 妊娠大于 10 周或估计手术困难者。

【术前准备】

1 ~ 7 同本章"第一节 负压吸引术"术前准备 1 ~ 7。

8. 术前需签署负压吸引及麻醉知情同意书。

9. 受术者禁食固体食物(包括牛奶)8 小时,禁饮清凉饮料 4 小时。

10. 合并任一高危因素,须住院接受该项手术。

【手术及麻醉步骤】

1. 负压吸宫术操作步骤参照"第一节 负压吸引术"操作步骤。

2. 由专业麻醉医师实施麻醉并全程监护。

3. 术中持续对受术者的心电图、血压、心率、呼吸及血氧饱和度进行监测。严密观察受术者对麻醉药的反应。术中须使受术者持续面罩吸氧,保持呼吸道通畅,密切注意呼吸是否抑制,持续监测血氧饱和度,必要时置入人工气道和辅助呼吸。

4. 做好心肺复苏的准备。

5. 有麻醉医师按要求填写麻醉记录单。

【麻醉方法及药物种类】

1. 推荐应用丙泊酚静脉麻醉。不推荐吸入麻醉。

2. 建议静脉麻醉药与镇痛药物联合使用,或镇静、镇痛药物复合局部麻醉。镇静、镇痛药物推荐使用曲马多、咪唑安定及芬太尼。

3. 静脉麻醉药、局部麻醉药、麻醉性镇痛药及镇静药物应符合"国家食品药品监督管理局"的有关规定和标准。

【术后处置及注意事项】

1. 麻醉医师须监护受术者至其定向力恢复,Aldrete 改良评分达 9 分或以上,转送到恢复室或观察室继续观察。

2. 由专职护士继续观察 2 小时。在判定受术者完全清醒后、可自行行走、生命指征平稳、无恶心呕吐和其他明显不适后,由手术医师和麻醉医师共同决定是否可以离院。

3. 受术者必须由家属陪伴离院,医师必须向受术者及其家属交代以下注意事项和出现紧急情况时的联系方式:

(1)术后如有异常,应与手术医院联系或尽快返回手术医院。

(2)术后 24 小时不能骑车、驾驶机动车或从事高空作业。

(3)其他注意事项同"第一节 负压吸宫术"。

第四节 负压吸宫术和钳刮术并发症

一、手术并发症

(一)人工流产术时出血

【概述】

人工流产术时出血诊断依据孕周有所不同,妊娠 10 周内的出血量超过 200ml,妊娠 10~14 周的出血量超过 300ml 可诊断为人工流产术时出血。人工流产术时出血发生的原因:施术者未能迅速而完整地将妊娠组织清出,子宫收缩不良,子宫损伤,胚胎着床异常(子宫峡部妊娠和子宫瘢痕妊娠、宫颈妊娠等),凝血机制障碍等。

【临床表现】

1. 术中负压吸引管吸出多量血液。

2. 术中自宫颈口有持续、多量活动性出血,甚至为喷射状出血。

3. 受术者可出现头晕、心悸、面色苍白、出冷汗等症状,伴有心率增加、血压下降等失血性休克表现。

4. 人工流产术中阴道出血与体征不符时,要注意并发子宫损伤的可能,检查除外腹腔内出血或阔韧带血肿。

5. 活动性大量出血,应注意排除胚囊着床部位异常的可能,如宫颈妊娠或剖宫产瘢痕妊娠。

【治疗原则】

1. 首先迅速清除宫腔内容物,出血常可即刻停止。

2. 促进子宫收缩

(1)双合诊按摩子宫。

(2)缩宫素:宫颈局部注射或肌内注射,可以同时静脉滴注。

(3)前列腺素制剂:卡前列甲酯栓阴道、直肠置入或米索前列醇舌下含服。

3. 子宫穿孔伴内出血、阔韧带血肿等则按子宫穿孔治疗原则处理,宫颈裂伤应行宫颈裂伤缝合术。

4. 宫颈妊娠、子宫峡部妊娠、剖宫产瘢痕妊娠等因胚胎着床异常导致人工流产术时急性大出血,则按剖宫产瘢痕妊娠治疗原则处理。

5. 因凝血机制障碍而发生术时大出血,除及时请内科医师配合诊治外,术前做好防治出血的预案,术中及时鉴别和处理。

6. 大出血时立即开放静脉,配、备血,动态监测血流动力学和凝血功能的改变,进入抢救程序。

7. 应用抗生素预防感染。

(二)人工流产综合征(心脑综合征)

【概述】

人工流产负压吸宫术、钳刮术时,由于子宫尤其是宫颈受到局部刺激,导致迷走神经兴奋反射性引起一系列症状,称之为人工流产综合征。

【临床表现】

1. 受术者有头晕、胸闷、恶心、呕吐、面色苍白、出冷汗等症。

2. 严重者可出现一过性意识丧失、晕厥、抽搐。

3. 心动过缓、心律不齐甚至发生心搏骤停。

4. 血压下降到12/8kPa(90/60mmHg)以下或收缩压比术前下降4kPa(30mmHg)、舒张压比术前下降2kPa(15mmHg)。

5. 心率下降到60次/分以下,或比术前下降20次/分,并伴有以上临床症状者。

6. 心电图检查可发现心动过缓、窦性心律不齐、房室交界性逸搏、房室传导阻滞、窦性期前收缩等。

【治疗原则】

一旦发生人工流产综合征立即停止手术,同时采取处理:

1. 取平卧位。必要时开放静脉。

2. 吸氧。

3. 严密观察血压、脉搏变化,心电监护。

4. 静脉注射或皮下注射阿托品 0.5 ~ 1.0mg。

5. 必要时静脉推注 50% 葡萄糖 60 ~ 100ml,亦可开放静脉给予补液。

6. 病情重或经上述处理无效时应请内科医师会诊协同处理。

7. 加强术前宣教、消除受术者对手术的恐惧心理,必要时术前口服巴比妥类制剂、止痛剂有预防作用。

8. 孕周大或估计术中扩张宫颈有困难者,术前给予扩张宫颈药物。术中局部给予表面麻醉或宫颈阻滞麻醉有预防作用。

(三)人工流产不全

【概述】

人工流产不全是负压吸宫术及钳刮术较常见的并发症,可引起术后持续或多量阴道出血,有时伴有阴道组织物排出,常需再次清宫术。人工流产不全的原因常见于子宫过度倾屈、子宫肌瘤和子宫腺肌症等引起宫腔变形或子宫畸形等原因使得手术器械无法到达整个宫腔;操作者技术不够熟练或检查子宫方向不准确以致手术器械未到宫底;绒毛蜕膜有粘连;宫角妊娠等。

【临床表现】

1. 术后阴道出血持续时间长,量或多或少,有时阴道有组织物排出。

2. 可伴有下腹坠痛、腰酸、低热,用抗生素及宫缩剂无效。

3. 妇科检查发现子宫体增大、柔软,宫颈口松弛或堵有组织物。

4. 人工流产术后血液 hCG 下降缓慢。

5. B 超检查宫腔内有异常强回声并伴有血流,提示组织物残留。

6. 再次清宫术,刮出物病理检查见绒毛组织。

【治疗原则】

1. 阴道出血不多时,先给予抗生素 2 ~ 3 天后再刮宫;也可以用米非司酮、米索前列醇和黄体酮等保守治疗。

2. 阴道出血量多时,应即刻行刮宫术,根据受术者一般情况决定是否给予输液或输血。术后常规给予抗生素及宫缩剂。

3. 人工流产不全合并感染时,应给予大量抗生素控制感染后再行刮宫术。阴道出血量多伴有感染时,在给予大量抗生素控制感染同时将大块残留组织轻轻夹出。对个别出血多而感染严重者宜考虑行子宫切除术。

(四)宫腔积血

【概述】

多见于钳刮术后可能由于子宫过度屈曲、子宫收缩乏力、凝血机制障碍、宫颈内口粘连致血液瘀积宫腔内。需再次行吸宫术将宫腔内血块及残留组织清理干净,以利于子宫复旧。

【临床表现】

1. 术后数小时到数天内出现较严重的下腹痛伴腹坠。

2. 子宫增大，子宫体有明显压痛。

3. 超声检查提示宫腔有积液。

【治疗原则】

1. 扩张宫颈，必要时采用负压吸宫术。

2. 促进子宫收缩。

3. 给予抗生素，预防感染。

4. 警惕宫颈、宫腔粘连。

（五）宫颈、宫腔粘连

【概述】

宫颈、宫腔粘连临床表现为术后闭经或月经量显著减少，可伴有周期性下腹痛和子宫增大宫腔积血。需及时诊断，及时治疗。

【临床表现】

1. 人工流产术后阴道出血量少，甚至无出血。

2. 宫颈粘连表现　继发闭经，妊娠试验阴性。临床及实验室检测提示卵巢功能正常。周期性腹痛或黄体酮停药后出现下腹疼痛，肛门坠胀，里急后重，甚至排气排便困难。持续数天后症状自行缓解。重者可有下腹部压痛、反跳痛及肌紧张。妇科检查宫颈举痛、后穹隆部触痛明显、子宫正常或稍大、子宫体及附件有压痛。超声检查提示"宫腔积血"。腹痛发作时探针探查宫颈管常由于粘连导致阻力，按宫腔方向稍稍分离可进入宫腔，随即有暗红色陈旧血液流出即可明确诊断，同时腹痛症状可明显缓解。

3. 宫腔粘连表现　继发闭经或月经量明显减少，往往不伴有周期性腹痛，应用孕激素后无撤退性出血，也无明显临床症状，测定卵巢功能正常，超声检查可见内膜影像回声不均、毛糙甚至中断等，子宫碘油造影显示宫腔狭窄、充盈缺损或不显影。宫腔镜检查可直接观察到粘连的部位及程度。

4. 宫颈宫腔粘连导致经血逆行进入腹腔可出现急腹症、附件包块，后穹隆穿刺可抽出不凝血液，需要与异位妊娠鉴别。

【治疗原则】

宫腔粘连应根据其粘连的程度和部位不同拟定详细的切实可行的治疗方案，目的是改善症状和生殖功能。处理原则为分离粘连，防治感染预防再次粘连，促进子宫内膜修复。

1. 临床表现典型或高度可疑本症应行宫腔探查术，既可明确诊断，也可以分解粘连缓解症状。手术困难时可在超声引导下用宫腔镜分解粘连。

2. 为防止再次粘连，可于术后在宫腔内放置带尾丝的宫内节育器或者球囊，雌孕激素周期治疗 3 个月左右。

3. 术后给予抗生素预防感染、给予活血化瘀中药辅助治疗。

(六)人工流产漏吸(人工流产失败)

【概述】

宫内妊娠,在人工流产手术中未吸到胎囊或主要的胎盘组织,只吸到部分蜕膜组织或极少量绒毛组织,胚胎受到干扰而致胚胎停止发育或胚胎未受到干扰仍继续发育,需再次终止妊娠。

【临床表现】

1. 人工流产术后受术者仍有妊娠反应。

2. 人工流产术后无阴道出血或仅有少量阴道出血。

3. 术后妇科检查子宫较术前增大,子宫大小与术前末次月经后停经天数相符或维持在术前孕周大小,尿妊娠试验阳性。

4. 超声检查提示宫内妊娠,胎囊及胚胎大小与末次月经后停经天数相符或显示胚胎停止发育。

【治疗原则】

了解漏吸原因,针对原因制订进一步终止妊娠的方案。

1. 发现人工流产漏吸时宫内妊娠 10 周内,可由有经验的医师行负压吸宫术。

2. 发现人工流产漏吸时宫内妊娠 10 周以上,则应住院行钳夹术或中期妊娠引产术。

3. 因子宫畸形或子宫过度倾屈或宫角妊娠致人工流产漏吸时,可由有经验的医师在超声监视下手术。

4. 残角子宫妊娠应行开腹手术,防止子宫破裂、内出血等不良后果。

5. 手术前后给予抗生素预防感染。

(七)感染

【概述】

人工流产术后感染多表现为急性子宫内膜炎,其次为输卵管炎、输卵管卵巢脓肿、盆腔腹膜炎,严重者可继发败血症、感染中毒性休克、弥散性血管内凝血等。

【临床表现】

1. 人工流产术后发热、下腹疼痛或阴道分泌物有异味。

2. 腹部检查下腹部有压痛、反跳痛,甚至有肌紧张。

3. 妇科检查宫颈有举痛、宫体有压痛或宫旁组织有压痛。有的可扪及附件包块或增厚。

4. 血常规检查白细胞总数增高伴中性粒细胞增高。

5. 宫颈分泌物培养有致病菌。

6. 病情严重伴有败血症,甚至发展为面色灰暗、四肢厥冷、血压下降等感染中毒性休克。

【治疗原则】

1. 一般治疗 取半卧位以利于恶露排出,并使炎症局限于盆腔最下部。加强营养、纠正贫血。

2. 抗感染治疗 应用广谱抗菌素,或联合用药(针对革兰阳性球菌、革兰阴性杆菌、厌氧菌)。根据宫颈分泌物培养、血液培养及药物敏感试验结果调整用药,选择有效的敏感抗生素治疗。感染严重者需静脉给药。

3. 合并流产不全,在控制感染同时行刮宫术,清除宫腔内残留的感染组织。

4. 伴有盆腔、腹腔脓肿,可在超声波导视下穿刺引流或切开引流。

5. 配合中药治疗。

6. 合并感染中毒性休克,参照"休克"章节。

7. 感染控制不满意或继发弥散性血管内凝血时,应考虑切除感染灶(子宫)。

(八) 子宫穿孔及脏器损伤

【概述】

子宫穿孔是人工流产手术严重的并发症,如合并内出血、感染、脏器损伤而诊断不及时或处理不当可危及生命。子宫穿孔分单纯性及复杂性子宫穿孔。后者指子宫损伤面积较大或多处损伤、肌壁间血肿、并发腹腔内出血、阔韧带血肿及脏器损伤等。

【临床表现】

1. 单纯性子宫穿孔常可无任何临床症状或仅有轻度下腹痛。施术者在手术操作中有"落空感"或"无底感";手术器械进入宫腔深度超过原探测深度、手术器械探入深度与妊娠周数或妇科检查子宫大小不符,应警惕子宫穿孔。

2. 复杂性子宫穿孔 可有以下临床表现:

(1)下腹部剧烈疼痛,疼痛部位较为明确。

(2)伴有腹腔内出血,检查腹部有压痛、反跳痛、肌紧张。

(3)内出血量多时,腹部叩诊移动性浊音阳性。

(4)有阔韧带血肿时,妇科检查发现子宫偏向一侧,另一侧可触及包块,局部压痛明显。

(5)有肠管损伤时,除腹痛外还有进行性腹胀,腹部叩诊可发现肝浊音界消失。

(6)吸出或夹出异常组织,如脂肪组织、网膜组织、肠管组织、输卵管组织、卵巢组织等。

(7)术者用吸管进行负压吸引时,感到空荡而滑,但吸不出组织时,应警惕子宫穿孔。如不停止手术操作易损伤其他脏器。

3. 超声检查提示子宫浆膜层缺损,盆、腹腔积液。

4. 开腹或腹腔镜下可直视子宫穿孔部位、损伤程度及内出血等情况。

【治疗原则】

1. 单纯性子宫穿孔可采用保守治疗,给予缩宫剂及抗生素。如宫腔内妊娠组织尚未吸出,建议术后保守治疗观察一周后由有经验医师在超声波导视下避开穿孔处再次操作;或先采用药物流产。

2. 复杂性子宫损伤应尽早进行腹腔镜或开腹探查术,术中根据子宫损伤部位、程度、有无感染等而采取不同术式。如宫腔内容物未清除干净,可在腹部术者或腹腔镜指导下先行经阴道人工流产或清宫术,然后进行子宫修补术。

3. 子宫损伤严重、多处损伤、子宫侧壁损伤伴阔韧带血肿或合并有严重感染,应行子宫切除术。

4. 开腹探查术中必须探查肠管、膀胱、附件、输尿管等有无损伤,以免漏诊而造成严重后果。

5. 发现脏器损伤及时修补。

6. 根据受术者要求及子宫损伤程度决定是否同时行绝育术。

(九)人工流产吸空

【概述】

将非妊娠疾病或非宫内妊娠误诊为宫内妊娠而行人工流产称为人工流产吸空。发生吸空应警惕异位妊娠、滋养细胞疾病等。

【临床表现】

1. 手术吸出物中肉眼未见胎囊、绒毛或胚胎。

2. 手术吸出物经病理检查未见胎囊、绒毛、胚胎。

3. 术后即刻检查妊娠试验为阴性,多系将子宫肌瘤、子宫肥大症、子宫肌腺症、哺乳闭经、月经失调、停避孕药闭经、卵巢肿瘤、附件包块等非妊娠疾病而误诊为宫内妊娠。

4. 术后检查妊娠试验为阳性,应警惕异位妊娠可能,动态观察血 hCG 及超声检查,必要时可借助腹腔镜检查。术后血 hCG 下降缓慢或不降而升,发生急性腹痛或伴有附件有包块和内出血体征,超声检查附件有包块,盆腔、腹腔有游离液,可确诊异位妊娠。

5. 术后血 hCG 持续快速升高、超声波提示子宫肌层有异常回声应注意除外滋养细胞疾病。

【治疗原则】

1. 确诊为非妊娠疾病,对症处理或观察。

2. 确诊为异位妊娠,按异位妊娠处理。

3. 可疑滋养细胞疾病应严密随访,及早确诊及处理。

二、手术并发症常见症状鉴别诊断

对计划生育手术后出现的常见症状进行鉴别,将有利于手术并发症的早期诊断和处理。人工流产术中、术后出现腹痛、出血、停经系人工流产术后常见的症状,现以此为例进行鉴别诊断。

(一)人工流产术中、术后腹痛

人工流产负压吸宫术及钳夹术中、术后腹痛为常见症状之一。应注意了解腹痛发生时间、持续时间、疼痛部位、疼痛性质、伴随症状、疼痛能否自然缓解等。必要时需了解手术经过、术中特殊情况及既往病史。腹部检查注意疼痛部位,压痛、反跳痛、肌紧张,检查腹部有无包块和移动性浊音出现及肝浊音界消失。妇科检查宫颈举痛、子宫压痛、附件包块及压痛。

1. **受术者精神紧张、疼痛耐受性差** 受术者精神紧张及疼痛耐受性差可在手术中感到下腹部剧烈疼痛,停止手术操作,疼痛缓解。无其他阳性体征。

2. **人工流产综合征** 可在术中、术后短期内出现剧烈腹痛，伴面色苍白、头晕、出汗、恶心、呕吐等症，甚至晕厥、抽搐、一过性意识丧失等。停止手术操作，疼痛渐缓解。体检可发现血压下降、心率减慢、心律不齐等。无其他阳性体征。

3. **子宫损伤、脏器损伤** 疼痛发生在术中并持续到术后，疼痛部位在下腹部，疼痛程度依损伤程度及内出血量而异。腹部检查有限局性压痛、反跳痛及肌紧张。内出血量多时可出现血压下降、脉率增速、继发贫血等，腹部叩诊检查有移动性浊音。超声检查可见子宫浆膜层部分缺损，盆腔、腹腔有游离液。合并肠管损伤时，腹部叩诊检查肝浊音界消失，腹部 X 线透视膈下可见游离气体。

4. **宫腔积血** 腹痛发生在术后数小时到数天内，为下腹正中部位阵发性疼痛，呈持续性加重，严重者可伴有肛门坠痛或便意。术后阴道出血量少或无出血。腹部检查除下腹宫体部位有压痛外，无其他阳性体征。妇科检查宫颈举痛、宫体压痛，子宫体渐进性增大甚至超过术前检查子宫大小。超声检查宫腔分离、宫腔积液。

5. **感染** 术后 2~3 天起下腹持续性钝痛。阴道分泌物可呈血性、混浊或呈脓性，有异味。伴畏寒、发热。合并盆腔腹膜炎时，下腹部有压痛、反跳痛及肌紧张。妇科检查宫颈举痛、宫体压痛、附件压痛明显，甚至可摸到包块。血常规检查白细胞总数增高伴粒细胞增多。常有生殖道感染病史及术后内期有性生活史。

6. **不全流产** 术后有持续性阴道出血，阴道有组织物排出时可出现阵发性下腹疼痛，组织物排出后腹痛缓解。妇科检查宫颈外口松弛或堵有组织物，子宫体增大。超声提示宫腔内有不均质强回声。尿妊娠试验呈阳性。

7. **异位妊娠误诊** 异位妊娠误诊为宫内妊娠在人工流产术前、术中、术后任何时间可发生腹痛。为反复性下腹部隐痛后突然出现下腹一侧撕裂样剧痛、拒按。常伴有头晕、心悸、出汗、晕厥、肛门坠痛等。腹部检查有压痛、反跳痛、肌紧张，叩诊检查可有移动性浊音。妇科检查宫颈举痛、附件可及包块及压痛。尿妊娠试验阳性。超声波提示附件包块，盆、腹腔有游离液。

8. **合并卵巢囊肿蒂扭转** 既往或术前检查有附件包块。人工流产术后一侧下腹痛、持续性加重。妇科检查附件可及包块、压痛明显。超声波提示附件包块。

9. **合并子宫肌瘤红色变** 既往或术前检查有子宫肌瘤。人工流产术后 3~4 天渐出现下腹正中持续性疼痛，可伴低热。妇科检查子宫增大、质硬、不平、局部压痛明显。超声波提示子宫增大，肌瘤变性，CDFI 阳性。

10. **宫颈、宫腔粘连** 前者在人工流产术后出现闭经伴周期性下腹痛，发作周期与月经周期相符，持续数天后自然缓解。妇科检查宫颈举痛、子宫体压痛。超声波检查宫腔分离、宫腔积液。后者在人流术后闭经或经量异常减少。尿妊娠试验阴性。

11. **合并内外科急腹症** 任何内外科急腹症均可发生在人工流产术后。应注意相关病史、临床症状与体征。必要时请内、外科会诊。贻误诊治将带来不良后果。

（二）人工流产术中、术后出血

人工流产负压吸宫术、钳夹术术中、术后出血为常见症状之一。临床医师应了解出血量、出血颜色、出血发生时间、持续时间、伴随症状。术后妊娠反应是否持续、术后有无组织物排出、术后有无采取长效避孕措施等。必要时需了解手术经过、术中特殊情况及既往病史。出血量多时需观察全身一般情况,测血压、脉搏、血常规。

1. 术中出血

(1)子宫收缩不良:受术者常有高危因素,如合并子宫肌瘤、多次流产史、产后、剖宫产后或哺乳期等。使用缩宫剂有效。

(2)流产不全:术中未能迅速、完全将胚囊、胚胎吸出或夹出,常可引起术中出血。术者迅速将残留组织物清除即可止血。

(3)子宫体损伤、宫颈裂伤:子宫损伤常伴有腹痛,常可表现为阴道出血量与生命体征变化不符。宫颈损伤多为持续性活动性出血,可见损伤点,如缝合后生命体征仍有恶化趋势,要警惕同时合并子宫损伤,应及时予以诊治。

(4)宫颈妊娠或剖宫产瘢痕妊娠:常在探针或宫颈扩张器经宫颈管进入宫腔即发生出血,为持续性大量活动性出血,甚至呈喷射状。妇科检查宫颈或子宫下段膨大而软,而宫体相对小而硬,子宫常呈典型的葫芦状或桶状。超声提示宫颈或子宫下段膨大,有不均匀回声,而宫腔上部未见妊娠囊。

(5)其他病理妊娠:如稽留流产、葡萄胎等病理妊娠在人工流产术中均可发生大出血。稽留流产还可并发凝血机制障碍。

2. 术后出血

(1)人流不全:术后持续性阴道出血或多量出血,阴道常伴有组织物排出。妇科检查宫颈外口松弛,有血块或组织物堵住。尿妊娠试验阳性。超声检查提示宫腔内有不均质强回声。

(2)异位妊娠误诊:人工流产术中未吸出绒毛、胚囊组织或吸出破碎组织物而肉眼难以辨别。特点为术后阴道有持续性少量出血,血 hCG 下降缓慢、持续不降或上升。伴有异位妊娠典型症状与体征。超声波检查宫腔内未见妊娠囊,附件探及包块以及盆、腹腔游离液。

(3)感染:人工流产术后阴道有持续性少量出血,合并流产不全时可有多量出血。分泌物呈浑浊,有异味。伴发热及腹痛。有上节所述感染的典型症状与体征。血常规检查白细胞总数增高伴粒细胞增多。

(4)凝血机制障碍(DIC):既往有血液病史或继发于羊水栓塞、严重感染后或大量失血后。特点为持续性多量或少量出血,流出的血不凝。化验检查血小板减少、纤维蛋白原减少、凝血酶原时间延长、D-二聚体升高、纤维蛋白降解产物升高等。

(5)术后采取长效避孕措施:人工流产术后同时放置宫内节育器、皮下埋植剂或肌注长效避孕针均可引起术后出血。除外上述并发症后可考虑为长效避孕措施引起。

(6)滋养细胞疾病误诊:人工流产术中未吸出绒毛、胚囊组织。术后持续性阴道出血。尿妊娠试验阳性、血 hCG 值极高或增速快。超声波提示子宫肌壁有不均质回声。常有肺、脑转移(异位妊娠及滋养细胞疾病不是人工流产并发症,属误诊为宫内妊娠而作人工流产手术)。

(三) 人工流产术后停经

人工流产负压吸宫术、钳夹术后继发停经也是常见症状之一。临床医师应了解术后妊娠试验是否持续阳性、停经天数、术后首次性生活时间、是否采用避孕措施、有无周期性腹痛。既往病史及月经史、手术经过。妇科检查注意宫颈举痛、子宫体压痛、附件压痛及包块。检验尿妊娠试验,必要时查血 hCG,作超声检查。

1. **人工流产漏吸** 人工流产术后停经、妊娠反应持续。术中未吸出绒毛、胎囊、胚胎组织或吸出组织物少而肉眼识别不清。妇科检查子宫增大与术前末次月经后停经天数大致相符。尿妊娠试验阳性。超声检查提示胚囊、胚胎大小与人工流产术前末次月经后停经天数相符。

2. **人工流产后再次妊娠** 人工流产术后 1 个月内有性生活。术后继发闭经并再次出现妊娠反应。妇科检查子宫增大与人工流产术后停经天数相符。尿妊娠试验阳性。超声检查提示胎囊、胚胎大小与人工流产术后闭经天数相符。

3. **月经失调** 人工流产术后有约 15% 妇女排卵延迟而出现停经。妇科检查子宫正常大小。尿妊娠试验阴性。黄体酮、人工周期治疗有效。

4. **宫颈、宫腔粘连** 前者在人工流产术后出现闭经伴周期性下腹痛,发作周期与月经周期相符,持续数天后自然缓解。妇科检查宫颈举痛、子宫体压痛。超声波检查宫腔分离、宫腔积液。探针探查宫腔,有暗红色血液流出。后者在人流术后闭经或经量异常减少。尿妊娠试验阴性。黄体酮、人工周期治疗无效。有时需与异位妊娠鉴别。超声检查子宫可提示:内膜线回声不清,断续等。宫腔镜检查可协助诊断。

5. **子宫内膜过薄** 可继发于人工流产术后,由于子宫内膜基底层损伤所致。内分泌检查卵巢功能正常。黄体酮治疗无效。

第五节　米非司酮配伍前列腺素终止妊娠

药物流产(medicine abortion)是指使用药物而非手术的方法终止妊娠。目前终止妊娠常用的药物是米非司酮(mifepristone)和前列腺素(prostaglandins,PG)。药物流产应在具备抢救条件,如急诊刮宫、吸氧、输液、输血的区、县级及以上医疗服务机构进行。实施药物流产的医疗服务机构以及相关医务人员,必须依法获得专项服务执业许可。

年龄 <18 岁或 >40 岁的孕妇要求药物终止妊娠,且无禁忌证,须住院实施。

一、米非司酮配伍前列腺素终止早期妊娠

【适应证】

1. 确诊为正常宫内妊娠,停经天数(从末次月经第 1 天算起)不超过 49 天,超声检查胎囊平均直径≤25mm,本人自愿要求使用药物终止妊娠的 18 ~ 40 岁健康妇女。

2. 机械手术流产操作困难或高风险的高危病例,如生殖道畸形(残角子宫例外)、严重骨盆畸形、子宫极度倾屈、宫颈发育不良或坚韧、瘢痕子宫、哺乳期子宫、多次人工流产、宫腔粘连病史者等。

3. 对手术流产有顾虑或恐惧心理者。

【禁忌证】

1. 米非司酮禁忌证　肾上腺疾患、糖尿病等内分泌疾病;肝肾功能异常,妊娠期皮肤瘙痒史,血液疾患和有血栓栓塞病史。

2. 前列腺素禁忌证　心脏病、哮喘、癫痫、青光眼和严重胃肠功能紊乱。①高血压者[收缩压 >130mmHg 和(或)舒张压 >90mmHg]卡前列甲酯(PGF,卡孕栓)禁忌;②低血压者[收缩压 <90mmHg 和(或)舒张压 <60mmHg]米索前列醇(PGE)禁忌。

3. 性传播疾病或外阴、阴道等生殖道炎症尚未治愈。

4. 过敏体质。

5. 带器妊娠需入院药物流产。

6. 异位妊娠确诊或可疑病例。

7. 中重度贫血(血红蛋白 <9g/dl),需住院。

8. 妊娠剧吐。

9. 长期服用下列药物:利福平、异烟肼、抗癫痫药、抗抑郁药、西米替丁,前列腺素合成抑制剂药物,糖皮质激素药物,抗凝药物。

10. 吸烟超过 15 支/天或酗酒并且年龄≥35 岁。

11. 受术者居住地远离医疗服务机构或交通不便,不能及时就诊随访者。

【接纳程序】

1. 询问病史,体格检查和妇科检查,注意子宫大小与停经月份是否相符。

2. 实验室检查　包括阴道分泌物检查(清洁度、滴虫、霉菌);尿或血 hCG;血常规或血十四项,乙型肝炎病毒表面抗原、HIV、梅毒螺旋体抗体检测,亦可完善尿常规,血型、凝血功能、肝肾功能、丙型肝炎病毒等检测。

3. 心电图。超声检查证实宫内妊娠、胎囊大小,需除外胎囊着床部位异常和剖宫产瘢痕妊娠。

4. 在完善以上检查的基础上,向用药对象讲清用药方法,并且告知药物流产的效果(完全流产率约 90%)和可能出现的不良反应,对象自愿选择药物流产并签署知情同意书后方可用药。

5. 确定服药日期、服药方法、常规随访日期,告知受术者用药后注意事项,包括阴道出血多等随时就诊的必要性。

【用药方法】

1. **米非司酮**　分顿服法和分服法。每次服药前后禁食 1~2 小时。

(1)顿服法:用药第 1 天,顿服 150~200mg 米非司酮,服药后 36~48 小时(第 3 天上午)配伍应用前列腺素。

(2)分服法(可选用以下的一种方法):①用药第 1 天晨,空腹 1~2 小时服米非司酮 50mg,8~12 小时再服 25mg;用药第 2 天早晚相隔 12 小时各服米非司酮 25mg;用药第 3 天,上午 7 时左右空腹 1~2 小时服米非司酮 25mg,1 小时后在原就诊医疗服务机构配伍使用前列腺素。②第 1 天和第 2 天均早 50mg、晚 25mg 口服米非司酮,第 3 天上午加用前列腺素。

2. **前列腺素**　首次服用米非司酮 36～48 小时后(第 3 天上午)在原预约药物流产的医疗服务机构配伍米索前列醇或者卡前列甲酯栓。使用前列腺素当天受术者须留院观察 4～6 小时。

(1)米索前列醇:空腹 1 小时后顿服或阴道内置入 600μg(3 片),观察 4 小时胚囊未排出,可追加服用米索前列醇 400～600μg(2～3 片)。

(2)卡前列甲酯栓:阴道后穹隆放置 1mg,观察 3 小时未排胚囊,可阴道加用 1mg。

【用药后观察】

1. 米非司酮　服用后应注意观察米非司酮可能引起的副作用。有无腹痛以及阴道出血,症状开始时间,疼痛程度以及出血量。告知用药者出血量多于经量时需要注意有无组织物排出,同时及时返诊,必要时将组织物送病理。

2. 前列腺素　用药物后需留院观察,除观察体温、血压、脉搏等一般生命体征的变化,还需注意胃肠道及其他不良反应,例如恶心、呕吐、腹泻、头晕、腹痛、手心瘙痒、药物过敏等,应警惕甄别过敏性休克及喉头水肿等严重不良反应。密切观察阴道出血及胎囊排出情况,胎囊排出后如伴有多量活动性出血,应急诊处置。胎囊排出后继续观察 1～2 小时,出血量有减少趋势方可离院。留院观察 6 小时内胚囊未排出且无活动性出血者可离院观察,并预约 1 周后复诊,嘱其阴道出血增多或有组织物排出时及时返诊。

3. 填写药物流产记录(表 8-2)。

【随访】

1. **用药 1 周后随访**　重点了解胎囊未排出者离院后阴道出血和胚囊排出情况。胎囊仍未排出者应作超声检查,确诊为继续妊娠或胚胎停止发育者,实施负压吸引术。

2. **用药 2 周随访**　离院前已排出胎囊且出血少于经量者,关注出血的状况(出血量、持续时间)。阴道出血未净者,超声检查或同时测定血 hCG,综合临床情况处理,建议 1 周后随访。告知其观察期间,阴道出血多于经量,或体温升高者应及时就诊。

3. **用药 6 周后随访**　做流产效果评定和了解月经恢复情况,指导落实避孕措施。随访记录见表 8-3。

【注意事项】

1. 药物流产期间必须遵从常规,在医务人员的指导下按时用药和随访。用药期间内不可同时服用吲哚美辛、水杨酸、镇静剂及广谱抗生素。

2. 受术者出现阴道出血后,大小便应使用便器,以便观察有无组织物排出。如有组织物排出,应及时送原就诊机构核查。

3. 随访期间如出现多于月经量或大量活动性出血、持续腹痛或发热,应急诊处置。胎囊排出后 3 周仍有阴道出血,建议及时就诊。

4. 药物流产必须在医护人员监护下进行,严密观察出血情况及不良反应的发生。医护人员应随时注意鉴别异位妊娠、葡萄胎及绒毛膜上皮癌等疾病,防止漏诊或误诊。

5. 药流后休息 2 周。

6. 月经复潮前应禁止性交。

表8-2 药物流产记录表

姓名_____ 年龄_____ 职业_____ 门诊号_____ 日期_____年____月___日

单位或家庭地址_____ 邮编_____ 电话_____

主诉:

月经史 经期/周期___/_____ 经量____多 中 少 痛经 无 轻 中 重

末次月经_____年____月____日 停经天____天数

孕产史 孕/产次____/_____末次妊娠终止时间_____年____月 末次妊娠结局____

哺乳 否 是(____月),引(流)产次数_____ 末次流产时间_____ 方式_____

既往史_____ 药物过敏史_____ 吸烟史/数量_____

体格检查 血压____/____mmHg 脉搏____/min 体温____℃ 心____肺____

妇科检查 外阴_____ 阴道_____ 宫颈_____

子宫_____位 大小_____周 质地_____ 活动_____压痛 无 有

附件_____

辅助检查 血常规/血十四项_____ HBsAg/HIV/TP

妊娠试验(尿/血)_____ 阴道分泌物检查:清洁度_____ 滴虫_____ 霉菌_____

超声检查 胚囊大小_____ 平均直径_____mm 胎芽 无 有_____mm

心电图_____ 其他_____

诊断_____

处理_____ 医师签名_____

米非司酮药物 首次服药日期_____年____月___日 用法 顿服 分服

总剂量____mg 阴道出血 有 无

前列腺素药物 药物名称_____剂量_____用法 口服 阴道

加用药 无 有(剂量_____)

给药时间_____年____月___日____时____分 开始出血时间_____年____月___日

出血量(与平时经量相比)很多 多 相似 少 留院观察_____小时

胚囊排出时间_____年____月___日___时____分 胚囊大小_____mm

观察时间内特殊情况_____

不良反应 呕吐____次 腹泻____次 腹痛 轻 中 重 其他_____

清宫 否 是 原因_____ 刮出物病理_____

药流结局 完全流产 不全流产 药流失败 总出血天数_____天

月经恢复时间_____年____月___日

避孕方法 是(复方短效口服避孕药 术后立即 月经后) 否 避孕套 其他_____

医师签名_____

表8-3 药物流产后随访记录表

次数	日期	主诉	出血情况	处理	签名

7. 流产后做好避孕宣教,尽早落实避孕措施。可于流产后当天即开始使用复方短效口服避孕药。

【流产效果评定标准】

1. **完全流产** 用药后胎囊完整自行排出,或未见完整排出但经超声检查宫内无妊娠物且子宫恢复正常,出血自行停止,妊娠试验转为阴性,月经正常来潮。

2. **不全流产** 用药后胎囊自然排出,在随访过程中因出血过多或时间过长,而施行刮宫术,其病理检查提示绒毛组织。

3. **失败** 用药第 8 天随访,未见胚囊排出,经超声检查提示胚胎继续发育或停止发育,为药流失败。应采用负压吸引术或钳刮术等手术方式终止妊娠。

二、米非司酮配伍前列腺素终止 8~16 周妊娠

米非司酮配伍米索前列醇终止 8~16 周妊娠的方法应在具备住院及抢救条件,如急诊刮宫、给氧、输血以及腹部外科手术等的区、县级及以上医疗单位进行。实施药物流产单位及医务人员,必须依法依规获得专项执业许可。

【适应证】

确诊为宫内妊娠 8~16 周,本人自愿要求使用药物终止妊娠的育龄妇女。

【禁忌证】

1. 患有肾上腺疾患、糖尿病等内分泌疾病;肝肾功能异常。

2. 患有血液疾患和有血栓栓塞病史。

3. 贫血(血红蛋白 <9g/dl),必需住院流产。

4. 患有心脏病、哮喘、癫痫、严重胃肠功能紊乱者;血压变化:①卡前列甲酯栓禁忌:高血压者[收缩压 >130mmHg 和(或)舒张压 >90mmHg];②米索前列醇禁忌:低血压者[收缩压 <90mmHg 和(或)舒张压 <60mmHg]。

5. 性传播疾病或外阴、阴道等生殖道炎症尚未治愈。

6. 胎盘附着位置异常者。

7. 异位妊娠包括特殊部位妊娠:子宫瘢痕处妊娠、宫颈妊娠、宫角妊娠等。

8. 过敏体质,有严重的药物过敏史者。

9. 吸烟超过 15 支/天或酒精成瘾者并且年龄≥35 岁。

10. 长期使用下列药物:利福平、异烟肼、抗癫痫药、抗抑郁药、西米替丁;前列腺素合成抑制剂药物;糖皮质激素药物;抗凝药物。

【操作方法及程序】

1. 接纳程序

(1)医师应向用药对象讲明用药方法、流产效果(完全流产率约为 90%)和可能出现的副作用,待对象自愿选用药物流产并签署知情同意书后方可用药。

(2)询问病史,进行体格检查和妇科检查。

(3)实验室检查:在门诊实施药物流产者,检查血常规及阴道分泌物常规。住院者须进行尿常规、凝血功能、肝肾功能、血型等检查。

(4)心电图。超声检查确认孕周为 8~16 周;并且了解胎盘种植位置,排除子宫颈妊娠、子宫瘢痕部位妊娠、宫角妊娠等异常情况。

经检查合格,妊娠≥10 者必须收入院。孕 8~9 周者住院药物流产为宜,也可以酌情在门诊观察行药物流产。

2. 用药方法　米非司酮配伍米索前列醇。

(1)米非司酮:可以有以下两种服药方法:①顿服法:米非司酮 200mg 一次性口服;②分次服法:米非司酮 100mg 每天 1 次口服,连续 2 天,总量 200mg。

(2)米索前列醇:首次服米非司酮间隔 36~48 小时(第 3 天上午)使用米索前列醇。如门诊服药者第三天上午需来院口服给予米索前列醇 400μg,如无妊娠产物排出,可间隔 3 小时重复给予米索前列醇 400mg,最多用药≤4 次。

3. 用药后观察

(1)服用米非司酮后:注意阴道开始出血时间、出血量、妊娠产物的排出。

(2)使用米索前列醇后:观察体温、血压、脉搏变化及恶心、呕吐、腹泻、头晕、腹痛、手心瘙痒、药物过敏等副作用,警惕过敏性休克及喉头水肿等严重不良反应,副作用较重者应及时对症处理。密切注意出血和胎儿、胎盘排出情况。妊娠产物排出前后如有活动性出血,应急诊处理。

(3)在第四次米索前列醇用药后 24 小时内未排出妊娠物者,判断失败,可改用其他方法终止妊娠。

(4)服药期间如遇发生下列情况之一者,必须及时给予及时处理,必要时可考虑钳刮或负压吸宫术。①用药后胚胎或胎儿、胎盘未排出,阴道流血量 >100ml;②胎儿排出后阴道流血量 >100ml 或有活动性出血;③胎儿排出后一小时胎盘未排出;④胎盘排出后阴道流血量 > 100ml;⑤胎盘有明显缺损。

4. 填写药物流产记录表(见依沙吖啶羊膜腔内注射中期妊娠引产表 8-5 中期妊娠引产记录表)。

5. 流产后应该密切观察至少 2 小时,注意阴道出血量和子宫收缩情况。

6. 流产后做好避孕节育宣教,尽早落实避孕措施。可于流产后当天开始使用复方短效口服避孕药。

【随访】

1. 孕 8~9 周门诊用药者,按孕≤49 天药物终止妊娠的随访要求进行随访。胚囊未排出者用药 1 周后随访,了解离院后阴道出血和胚囊排出情况。胚囊仍未排出者应作超声检查。确诊为继续妊娠或胚胎停止发育者,以负压吸引终止妊娠。若已见胚囊排出且出血不多者,预约用药 2 周后来诊。

2. 用药后 2 周随访　了解离开医院后和胚囊排出后出血情况,出血未止,应作超声检查,宫腔内见内容物者,医师可根据临床情况酌情处理。观察期间有活动性出血或持续性出血行清宫术,刮宫组织物送病理检查。

3. 用药后 6 周随访(月经恢复后),作流产效果最终评定和了解月经恢复情况,指导落实高效避孕措施。

【注意事项】

1. 有关米索前列醇用药途径,国内外许多报道已经证明口服米非司酮配伍米索前列醇终止中期妊娠除了口服米索前列醇以外,阴道给药是有效的。我国一项米非司酮配伍米索前列醇终止8～16周妊娠多中心、随机对照的Ⅲ期临床试验结果显示,经口服与阴道给药,其完全流产率无明显统计学差异性,阴道给药胃肠道副作用小于口服组。因此,在临床使用过程中,可根据不同受术者,针对性地选择米索前列醇的用药途径。

2. 用药者必须听从医务人员的医嘱按时用药,不可同时服用其他药物。开始阴道出血后,应使用专用便器,以便观察有无组织物排出。如有组织物排出,应及时送原就诊单位检查。随访期间如发生大量活动性出血、持续腹痛或发热,或胚囊排出后3周仍有阴道出血,应来医院就诊。

3. 必须按期随访。

4. 流产后按相关规定休息2～4周。

5. 如发生大量阴道流血、持续腹痛或发热,均需及时急诊。

6. 妊娠产物排除后,月经恢复前需禁止性生活。

【流产效果评定】

1. **完全流产** 最后一次用米索前列醇后24小时内排出妊娠产物,随访阴道出血自行停止,超声检查宫内无妊娠产物残留;或妊娠产物排出后,因出血量多或出血时间长(大于3周)而行清宫,病理检查未发现胎盘、绒毛残留者。

2. **不全流产** 最后一次用米索前列醇24小时内部分妊娠产物排出,或妊娠产物排出后因出血量多或出血时间长(＞3周)而行清宫,病理检查发现胎盘、绒毛残留者。

3. **失败** 最后一次用米索前列醇24小时后未见妊娠产物排出者;或用药后24小时内无妊娠物排出且阴道出血量多需行急诊手术者。

注:住院期间用药后观察记录以及分娩后记录表见表8-5和表8-6。

三、药物流产不良反应及并发症

米非司酮配伍前列腺素药物流产的不良反应主要分为两大类。

1. **药物对机体所产生的副作用** 例如服用米非司酮后,少数妇女会有恶心、呕吐、头晕和乏力等类早孕反应,一般均较轻微,绝大多数服药者能耐受,个别症状严重者可对症处理后继续用药。使用前列腺素后,引起子宫和胃肠道平滑肌收缩而导致下腹痛、腹泻和呕吐,其中反应剧烈者常需要予以处置,以减轻程度或缓解症状。前列腺素中米索前列醇的下消化道症状明显轻于卡前列甲酯栓,但少数病例会有短暂的发冷,寒战,手足发红、发痒或麻木的感觉,与其有扩张末梢血管有关,一般能自行恢复正常。但需警惕的是,国内曾有米非司酮或米索前列醇致过敏性休克和罕见不良反应(如严重药物性心律不齐、肢体抽搐、眼外肌麻痹等)的个案报道,其中报道较严重的过敏反应已有几十余例。

2. **药物流产过程中产生的并发症** 例如药物流产失败;不全流产或流产过程中引

起的出血、感染、子宫裂伤等;由于误诊而导致异位妊娠在使用药物流产的药物过程中发生流产或破裂,引发腹腔内出血等。

(一)药物过敏反应

【概述】

药物流产引起过敏反应是机体对流产药物米非司酮或前列腺素产生的特殊反应,药物及其代谢产物作为抗原与特异抗体结合后激活肥大细胞释放组胺、缓激肽、白三烯等物质造成组织损伤或生理功能紊乱。

【临床表现】

孕妇在使用米非司酮或前列腺素后,短时间内出现皮疹及全身水肿等过敏反应。少数严重者可出现畏寒,胸闷,心悸,呼吸困难,继之面色苍白,口唇发绀,大汗淋漓,周身湿冷、血压下降,脉搏增快、微弱或触不清等过敏性休克的临床症状。过敏反应也有发生在第2次使用流产药物时。

【治疗原则】

应强调用药前全面了解病史和详细查体,甄别禁忌证。对过敏体质或有相关药物过敏史者,应禁用流产药物。用药后30分钟内应仔细观察,如发现皮疹或水肿等过敏症状,可给抗组胺药,如异丙嗪25mg 肌内注射或静脉注射,也可使用地塞米松5mg 静脉推注。一旦发生休克,应积极进行抗休克和抗过敏治疗。

1. 体位　取头低臀高抗休克体位或平仰卧位。

2. 持续吸氧。

3. 1‰肾上腺素0.5~1ml 肌内注射或皮下注射。肌内注射吸收较皮下注射吸收快,必要时15~20分钟后可重复使用。

4. 开放静脉　快速输入等渗晶体液1000~2000ml,如0.9%氯化钠溶液等。

5. 抗过敏　可给予异丙嗪25mg 肌注,或加入10%葡萄糖酸钙溶液10 ml 静脉注射。应早期静脉注入大剂量的糖皮质激素,氢化可的松200~400mg 或地塞米松10~20mg 加入20%的葡萄糖80ml 静脉推注。

6. 升压药　血压仍不回升者,可选用升压药,由于过敏性休克时血管严重扩张,宜首选缩血管作用药物为好,多巴胺或间羟胺20~40mg 加入5%葡萄糖液200~500ml 内静脉滴注,联合或交替使用。

7. 改善微循环纠正休克　给予以上处理休克仍未纠正,在补充血容量的基础上应用扩血管药物酚妥拉明,以改善微循环,纠正休克。

8. 终止妊娠　依据病情轻重和治疗效果,择期改负压吸引术或钳刮术终止妊娠。

(二)药物流产并发症

药物流产在国内外广泛用于临床终止早中期妊娠,为减少它的并发症进行了不懈的研究和临床观察,但至今尚不能完全避免并发症的发生。为避免或减少并发症,用药前医务人员应详细询问病史及过敏史,严格掌握药物流产的适应证和禁忌证,必须向服药者详细告知可能出现的不良反应和严重不良反应,强调按时随诊的意义和重要性。药物流产必须在具有抢救条件的医疗服务机构监护下使用,强调规范操作。通过宣传教育,禁止私自购买流产药物在家使用,以防止并发症发生。

1. 药物流产失败

【概述】

米非司酮配伍前列腺素药物终止妊娠,具有相对痛苦小、经济、方便的优点,完全流产率达90%以上,但至今仍有2%~5%的继续妊娠或胚胎停止发育的失败病例。药物流产失败可能有以下几个因素:

(1)米非司酮剂量不足:蜕膜靶细胞水平,米非司酮不能达到有效地抵消孕酮的作用水平,服药前血清hCG水平越高,卵巢分泌维持妊娠的雌激素和孕激素水平也较高,使同样剂量的米非司酮不足以对抗高浓度孕酮的作用,失败率可能会随之增加。临床研究表明,总量150mg以下的米非司酮终止≤49天的早孕完全流产率明显下降。如果血hCG≥20 000IU/L,或超声提示胎囊平均直径>25mm者,疗效明显下降,出血相对增多,失败率增加。

(2)孕酮受体的遗传变异:如孕酮受体第722位甘氨酸发生突变,就失去与米非司酮结合的能力,也就失去米非司酮的效用。

(3)血清 α_1-酸性糖蛋白变化:血清 α_1-酸性糖蛋白水平增加,使游离的米非司酮量减少。

(4)个体差异:药物代谢的个体差异,如身体肥胖的孕妇失败率较高。

(5)缺乏有效宫缩:前列腺素量相对不足或效力不高或子宫对前列腺素不敏感,不能引起有效宫缩。

(6)其他:年龄越大,孕次越多,失败机会也相对增加。

由于妇女排卵时间有提前或延迟,受孕日期也有前后的差别,单以停经天数计算受孕时间会有偏差,难以预测效果。用于停经≤49天妊娠的药物流产,服药前血hCG水平和超声胎囊直径能客观地反映滋养细胞功能与妊娠期限。综合停经时间、血hCG水平和超声提示,是预测停经≤49天妊娠较为理想的方法。随着妊娠月份的增加,主要依据超声检查提示的胚囊大小、胎芽的长度、胎儿双顶径等指标明确孕周。

【临床表现】

(1)孕周≤9周的妊娠(门诊药物流产):约有70%的服药者是在使用前列腺素药物当天胎囊排出,也有极少数患者在服用米非司酮后,即可发生胎囊排出。在使用前列腺素当天仍未见胎囊排出者,应告知受术者在离开医院后注意有无组织物排出,如有组织物排出,应返诊交给医师确认;否则应在服药后1周时,进行超声确诊宫内有否胎囊或残留。失败病例当出血不多时,不要误认为即为完全流产。

(2)孕周10~16周妊娠(住院药物流产):约有70%以上的服药者在使用前列腺素后6小时内排出妊娠产物,最后一次使用前列腺素24小时后仍未见妊娠产物排出者,为药物流产失败。

【治疗原则】

(1)孕周≤9周的妊娠(门诊药物流产):一旦明确诊断为药物流产失败,超声提示继续妊娠或胚胎停育者,应及时实施负压吸引术终止妊娠。一周内未见胚囊排出,如超声诊断为宫内残留,可在应用抗生素预防感染后择期实施清宫术;出血不多,亦可按不全药物流产进行处理。

(2)孕周 10～16 周妊娠(住院药物流产):如最后一次使用前列腺素后观察 24 小时候仍未见妊娠产物排出,可改用其他方法终止妊娠。孕周较小者可以行钳刮术;较大者可改用水囊或利凡诺羊膜腔注射引产。用药后胚胎、胎儿或胎盘未排出,阴道流血量 >100ml 应立即手术。

2. 不全药物流产

【概述】

临床资料表明,不全药物流产的发生率约占 5% 左右。药物流产后平均出血时间为 2 周左右(包括点滴出血),以妊娠产物排出后 3 天出血较多,少数病例淋漓出血超过 1 个月,甚至持续至月经复潮。其中约有 1%～3% 病例因流产过程中大出血而需急诊刮宫或输液、输血等急救措施,约有 0.7% 的病例需要刮宫止血,0.1% 的病例需要输血。不全药物流产的主要原因为绒毛或滋养细胞残留,表现为长时间阴道出血,出血量时多时少。Shoupe(1986)认为,米非司酮尚有微弱的孕激素活性,大剂量应用时,由于药物较长时间作用于蜕膜,使蜕膜不能在短时间内剥离干净,也可导致流产后出血时间延长。妊娠周数越大不全流产的机会越大,国内多中心临床研究比较妊娠 8～9 周和 10～16 周因为不全流产而进行急诊清宫的比例,分别为 5.7% 和 21.3%,两者有明显的统计学差异。

【临床表现】

(1)孕周 ≤9 周的妊娠(门诊药物流产):对于术后 ≥2 周仍出血未净的病例,应进行超声检查,如宫腔内有妊娠残留物者,结合血 hCG 测定作出诊断。如果流产后 3 周,仍阴道出血未净,并伴有尿 hCG 阳性者应考虑不全流产,结合超声提示可作出诊断。

(2)孕 10～16 周的妊娠(住院药物流产):最后一次使用前列腺素 24 小时内部分妊娠产物排出,观察期间出血量多或者出血时间长(≥3 周)而行清宫,组织送病理检查发现胎盘、绒毛残留者。

【治疗原则】

(1)孕周 ≤9 周的妊娠(门诊药物流产):药物流产后即使已有胎囊排出,如出血时间 ≥2 周,尤其当出血量似月经量或多于月经量者,应及时进行清宫术。如果术后 2 周随访时阴道出血未净,可给抗生素预防感染,并根据临床情况可给予药物治疗。胚囊排出后 3 周,仍有阴道流血,应及时进行超声检查,结合血 hCG 测定,诊断不全流产者,应预防感染并择期行清宫术。刮出组织物需送病理检查。术后继续抗生素预防感染,同时给予促进宫缩治疗。

(2)孕周 10～16 周的妊娠(住院药物流产):服药期间如遇下列情况应考虑存在不全流产,必须及时给予清宫术:①胎儿排出后阴道流血量 >100ml 或有活动性出血;②胎儿排出后 1 小时胎盘未排出;③胎盘排出后阴道流血量 >100ml;④胎盘有明显缺损。

药物流产后任何时间发生大出血甚至休克者,在进行急救、输液或输血,纠正休克后及时实施清宫术,术后给予抗生素预防感染和促宫缩药物治疗。刮出组织必须送病理检查。

3. 感染

【概述】

药物流产后 2 周内,由于持续出血或术前患有各种生殖道炎症,未经治疗,导致致病细菌的感染而发生生殖器官炎症,多见为子宫内膜炎或附件炎。据报道不全药物流产后 3 周刮宫内容物的病理切片中近 60% 见有炎症表现。药物流产后感染病因:

(1)药物流产前未做盆腔和阴道清洁度检查,或原有生殖器炎症而未经处理即使用流产药物。

(2)药物流产后出血时间过长,导致致病细菌的感染。

(3)因宫腔残留组织而刮宫者,未严格执行无菌操作,器械、敷料消毒不严。

(4)药物流产后未注意局部清洁或过早有性生活。

【临床表现】

流产后出现持续下腹痛,疼痛程度随病情而异;发热;白带增多呈水样、黄白色、脓性或混有血;或伴有不规则出血。妇科检查:子宫体和(或)附件有压痛;白细胞总数和(或)中性粒细胞比例增高。有以上两项即可诊断。

【治疗原则】

一旦出现感染倾向者须作细菌培养加药物敏感性试验,亦可根据细菌培养及药物敏感试验的结果进行治疗,病情严重者需选用抗生素静脉滴注。

4. 异位妊娠

【概述】

当停经 ≤40 天时,影像学检查可以在子宫内探查到由蜕膜管型与血液形成的假'胚囊',误诊为宫内妊娠而使用药物流产;或在未确诊为宫内妊娠的情况下即随意采用药物流产,临床上已有不少报道。

【临床表现】

对使用前列腺素后未见绒毛排出,或流产过程中伴有剧烈腹痛或发生内出血休克者,应高度警惕异位妊娠,积极抢救,明确诊断,以免延误病情,危及生命。

【防治原则】

常规行超声波检查,在明确为宫内妊娠后,方可采用药物流产。对用药后未见胚胎排出者及时进行超声波检查,以便明确诊断。对于药物流产术中突发持续腹痛,特别是伴有肛门坠胀或一般状况不佳者应注意除外异位妊娠的可能。一旦确诊为异位妊娠,进行手术或药物治疗。

第六节 依沙吖啶羊膜腔内注射中期妊娠引产

依沙吖啶(ethacridine,又名利凡诺、雷弗奴尔)是一种强力杀菌剂,能引起离体和在体子宫肌肉的收缩。将 0.5% ~1% 依沙吖啶 10ml(含依沙吖啶 50~100mg)注入羊膜腔内,可引起胎儿死亡,胎盘组织变性、坏死,诱发子宫收缩和宫颈软化、成熟、扩张,促使胎儿和附属物排出。临床效果可达90%~99%。

【适应证】

1. 凡妊娠14~27周要求终止妊娠且无禁忌证者。

2. 患某种疾病(包括遗传性疾病)不宜继续妊娠者。

3. 产前诊断胎儿畸形者。

【禁忌证】

1. 绝对禁忌证

(1)全身健康状态不良不能耐受手术者。

(2)肾、肝疾病伴有肝、肾功能不全。

(3)各种疾病的急性阶段。

(4)有急性生殖道炎症或穿刺部位皮肤有感染者。

(5)凝血功能障碍或有出血倾向者。

(6)对依沙吖啶过敏者。

2. 相对禁忌证

(1)中央型胎盘前置状态根据妊娠月份的大小、临床表征、超声波影像学检查等综合评估,在具有介入治疗(子宫动脉栓塞)设备和人员以及抢救条件的医疗机构可作为相对禁忌证。

(2)子宫体有手术瘢痕,宫颈有陈旧性裂伤,子宫颈电灼术、Leep术或锥切术后,子宫发育不良者。

(3)术前24小时内2次(间隔4小时)测量体温,均为37.5℃以上者。

【术前准备】

1. 必须住院引产。

2. 询问病史,体格检查和妇科检查,注意子宫大小与停经月份是否相符。注意鉴别盆腔肿瘤、产道瘢痕及畸形等。

3. 辅助检查 血、尿常规及血型,肝肾功能,凝血功能,乙型肝炎病毒表面抗原,丙型肝炎病毒抗体,梅毒(RPR)、获得性免疫缺陷病毒(HIV)抗体,阴道分泌物等。

4. 心电图、胸部X线检查。

5. 超声波检查 包括:胎儿大小、胎位、胎盘定位、羊水量和穿刺点定位提示。如有剖宫产史,应了解胎盘与瘢痕的关系及瘢痕的愈合情况。

6. 充分咨询,知情选择,告知孕妇和相关人员所涉及的引产方式、用药方法、引产效果和可能存在的风险,并签署知情同意书。

【手术步骤】

1. 手术操作应在手术室或分娩室进行。

2. 术者穿手术用衣裤,带帽子、口罩,常规刷手,带无菌手套。

3. 术前排空膀胱。

4. 取平卧位,腹部皮肤消毒,铺无菌孔巾。

5. 选择穿刺点 将子宫固定在下腹部正中,在子宫底2~3横指下方中线上(或中线两侧),选择囊性感最明显的部位,或通过超声波导视下选择羊水最大的平面为穿刺点,尽量避开胎盘附着处。

6. 羊膜腔穿刺 用7号或9号带芯的穿刺针,从选择好的穿刺点与子宫壁垂直刺入,一般通过三个阻力(即皮肤、肌鞘、子宫壁)有落空感后即进入羊膜腔内。当穿刺针进入羊膜腔后,拔出针芯即有羊水溢出。如见血液溢出,暂勿注药,调整穿刺部位、方向,重复穿刺,不得超过2次。

7. 注药 将装有0.5%～1.0%的依沙吖啶液10ml(含依沙吖啶50～100mg,依沙吖啶用量最多不得超过100mg)的注射器,与穿刺针相接,注药前稍加回抽,进一步确认针头在羊膜腔内,然后注入药液。

8. 拔出穿刺针 注完药液后,回抽少量羊水再注入,以洗净注射器中的残余药液,然后插入针芯后迅速拔针。针眼处盖无菌纱布1块,并压迫片刻,胶布固定。

9. 填写中期妊娠引产记录表(表8-4)。

表8-4 中期妊娠引产记录表

姓名＿＿＿＿＿ 年龄＿＿＿＿ 门诊号＿＿＿＿ 住院号＿＿＿＿ 床号＿＿＿＿

手术日期 ＿＿＿＿年＿＿＿＿月＿＿＿＿日＿＿＿＿时＿＿＿＿分

引产方法 依沙吖啶,米非司酮配伍前列腺素(米索前列醇/卡前列甲酯),水囊,其他＿＿＿＿

术前阴道准备＿＿＿＿＿次

依沙吖啶:剂量＿＿＿＿ mg 用药批号＿＿＿＿ 稀释液及量＿＿＿＿ ml

给药途径:羊膜腔内注药 羊膜腔外注药 B超监护下:是 否

腹部穿刺＿＿＿＿号套针 穿刺＿＿＿＿次 抽出羊水＿＿＿＿ ml 色泽＿＿＿＿

其他＿＿＿＿

米非司酮配伍前列腺素:

米非司酮:初次服药时间＿＿＿年＿＿月＿＿日 总剂量＿＿＿＿ mg

用法:顿服/分服

米索前列醇/卡前列甲酯:

第一次给药时间:＿＿＿月＿＿日＿＿时＿＿分用法:口服/阴道 剂量＿＿＿＿ mg

第二次给药时间:＿＿＿月＿＿日＿＿时＿＿分用法:口服/阴道 剂量＿＿＿＿ mg

第三次给药时间:＿＿＿月＿＿日＿＿时＿＿分用法:口服/阴道 剂量＿＿＿＿ mg

总剂量＿＿＿＿ mg

放置水囊手术步骤:经阴道宫颈＿＿＿＿号导管 插入＿＿＿＿ cm 注入生理盐水(＋亚甲蓝)

＿＿＿＿ ml 阴道置纱布＿＿＿＿块

手术经过: 顺利 较困难 困难 出血＿＿＿＿ ml

取水囊时间＿＿＿年＿＿月＿＿日＿＿时＿＿分 取出情况＿＿＿＿

手术者＿＿＿＿＿

【术后处置】

医务人员应观察不良反应、宫缩(频率和强度)、阴道出血情况并做详细记录。用药开始至流产结束,应按要求每天4次测量体温。

1. 羊膜腔内注射引产时间多数在48小时内,引产后72小时无规律宫缩定为引产失败。如一次用药引产失败,需做第 2 次羊膜腔注射引产时,应至少在 72 小时后方可再次用药,用药剂量仍为 50～100mg。如两次引产均失败者,应采取其他方法终止妊娠。

2. 规律宫缩后,应严密监护孕妇及产程进展情况。胎儿娩出前应送入产房待产。

3. 外阴部消毒,臀部铺无菌巾。

4. 胎儿娩出后,如出血不多,按照足月分娩处置,肌内注射缩宫素(催产素)10U。如 30 分钟胎盘尚未娩出,应立即进行清宫术。

5. 胎盘娩出后,应仔细检查是否完整;可疑有残留,或肉眼检查完整,但阴道有活动性出血时,应立即行清宫术。宫缩乏力出血可肌内注射缩宫素或静脉滴注缩宫素治疗。

6. 流产后应常规检查子宫颈、阴道有无裂伤,如发现软产道裂伤,应及时缝合。

7. 填写中期妊娠引产后观察记录、分娩记录,见表 8-5、8-6。

表8-5 中期妊娠引产后观察记录表

日期	时间	血压	体温	脉搏	宫缩	出血	破水	宫颈扩张	处置	签名

表8-6 中期妊娠流产记录

```
宫缩开始时间_____年_____月_____日_____时_____分
破 水 时 间_____年_____月_____日_____时_____分
胎儿娩出时间_____年_____月_____日_____时_____分
胎儿娩出方式    自然    人工
胎儿 新鲜 浸软 坏死 其他_____身长_____cm 足底长_____cm
胎儿性别 男 女 不详;体重_____g
出生缺陷 有   无  具体_____
胎盘 完整  不完整 胎盘娩出时间_____年_____月_____日_____时_____分
清宫 否   是   原因_____
产时产后出血量(估计)_____ml 子宫收缩药 药名_____ 剂量_____
产后软产道检查 正常 异常(详述)_____
处理_____
                                      处理者签名_____
```

8. 流产后预防感染、促进子宫收缩和回乳处置。

9. 告知受术者术后注意事项

(1)流产后休息 1 个月,禁止性交和盆浴。1 个月后应常规随访。

(2)出现阴道多量流血或淋漓出血超过 2 周,或发热、寒战、腹痛等,应及时就诊。

(3)保持外阴清洁卫生。

(4)做好避孕咨询指导,落实高效避孕措施。

第七节　水囊引产术

将无菌水囊经宫颈口置入子宫壁与胎膜之间,囊内注入适量液体,通过机械刺激使宫颈扩张并反射性使内源性前列腺素分泌增加,引起子宫收缩,促使胎儿及附属物排出的终止妊娠方法,称为水囊引产。尤其适用于伴有肝肾功能损害需要终止妊娠的病例。

【适应证】

1. 妊娠在 14 ~ 27 周内要求终止妊娠且无禁忌证者。

2. 因某种疾病不宜继续妊娠者。

3. 产前诊断胎儿畸形者。

【禁忌证】

1. 生殖道急性炎症者。

2. 子宫有瘢痕者。

3. 严重高血压、心脏病及其他疾病急性期。

4. 妊娠期间反复有阴道出血者。

5. 胎盘前置状态者。

6. 术前 24 小时内 2 次(间隔 4 小时)测量体温,超过 37.5℃者。

【术前准备】

1 ~ 3 同本章"第六节　依沙吖啶羊膜腔内注射中期妊娠引产"。

4. 应做宫颈管分泌物细菌培养及药物敏感试验。

5. 术前阴道擦洗 1 次/天,连续 3 天。

6. 告知受术者及相关人员引产方法及方式,引产效果和可能产生的不良反应,并签署知情同意书。

【手术步骤】

1. 排空膀胱,取膀胱截石位。

2. 测量子宫底高度。消毒外阴及阴道,铺无菌孔巾。

3. 成品水囊(按说明操作)或自制的无菌水囊(将 18 号导尿管插入双层避孕套内,排出套内及夹层间的空气,用丝线将避孕套的套口结扎于导尿管上,检查制备好的无菌水囊有无漏气,并用注射器抽尽套内空气,用钳子夹住导尿管末端)。

4. 窥器暴露宫颈,拭净阴道内积液,消毒阴道、宫颈及颈管。

5. 子宫颈钳夹住宫颈前唇或后唇。

6. 将水囊顶端涂以无菌润滑剂,用敷料镊夹住水囊顶端徐徐放入宫腔,直到水囊完全放入于胎囊与子宫壁之间。水囊结扎处须放在宫颈内口以上。放入时如遇明显阻力或出血则应退出,换至另一侧放入。

7. 经导尿管注入所需量的无菌生理盐水。液体内可加亚甲蓝数滴,以便识别羊水或注入液。注入的液量根据妊娠月份大小,孕妇的主诉酌情增减,一般在 300 ~ 500ml,

缓慢注入，如有阻力应立即停止。

8. 导尿管末端折叠用丝线扎紧。用无菌纱布包裹放入阴道穹隆处。

9. 如阴道内填塞纱布，要记录纱布数。

10. 测量子宫底高度，并与术前对照，便于甄别有无胎盘早剥和子宫腔内出血。

11. 一般在放置术后 24 小时内取出水囊（先将水囊液体放出）。如宫缩过频、过强、出血较多或有发热、阴道分泌物有异味等感染征象或胎盘早剥时，应提前取出水囊，并设法迅速结束妊娠，清除宫腔内容物。应用抗生素预防感染。

12. 水囊取出后，根据子宫收缩情况，酌情加用缩宫素（催产素）加强宫缩。

（1）开始用 5% 葡萄糖 500ml 加缩宫素（催产素）5U 静脉滴注，根据宫缩情况用药量可逐渐递增，直至规律宫缩。最大浓度为 5% 葡萄糖液 500ml 内加缩宫素（催产素）20U。

（2）滴注时速度不宜过快，从每分钟 8 滴开始，并应有专人观察体温、脉搏、血压、宫缩、出血、腹痛以及子宫轮廓等。随时调整药物浓度及滴数，防止子宫破裂。

13. 胎儿及胎盘娩出后，注意阴道出血情况，并常规应用子宫收缩药，预防产后出血。

14. 检查胎盘及胎膜是否完整，必要时清理宫腔。

15. 检查阴道、穹隆及宫颈，如有损伤需及时处理。

16. 第一次水囊引产失败后，如无异常情况（指血压、体温、脉搏、血象正常，子宫无压痛，阴道无脓性分泌物），观察休息 72 小时后，应改用其他终止妊娠方法。

【注意事项】

1. 如自制水囊，需术前准备无菌避孕套制作水囊，消毒后备用。

2. 严格遵守无菌操作规程，水囊放置时绝对避免碰触阴道壁，以防感染。

3. 宫缩过强时，应消毒后进行阴道检查。如宫口未开，则应停用或调整缩宫素（催产素）用量和滴数。并考虑应用镇静剂或子宫肌松弛剂，以缓解宫缩。

4. 孕妇放置水囊后，应卧床休息，不宜活动过多，以防止水囊脱落。如有发热、寒战等症状，在查明原因处理同时，及时取出水囊。

5. 胎儿、胎盘娩出后，应检查胎盘是否完整。严格观察 2 小时，注意阴道出血、子宫收缩状态，并测量和记录血压、脉搏、体温，如发现异常情况，及时处理

6. 引产过程中，如发现有先兆子宫破裂征象或胎盘早剥，应及时终止妊娠，必要时开腹手术。

【术后处置】

1. 填写中期妊娠引产记录表（见表 8-4）、引产后观察记录表（见表 8-5）及流产记录表（见表 8-6）。

2. 给予抗生素预防感染。

3. 给予促进子宫收缩药物及回乳处置。

4. 告知受术者注意事项

（1）引产流产后休息 1 个月，禁止性交及盆浴。1 个月后常规随访。

（2）注意外阴清洁卫生。

(3)出现阴道多量出血或淋漓出血超过 2 周,或发热、寒战、腹痛等,应及时就诊。

(4)做好避孕咨询指导,落实高效避孕措施。

第八节 经腹剖宫取胎术

剖宫取胎术用于孕 14~27 周的中期妊娠终止,因某种原因无法将胎儿及附属物由阴道排出,经腹切开子宫取出胎儿。剖宫取胎术的优点是可在短时间内取出胎儿,并可同时结扎输卵管。但是从手术范围、手术时间、出血量以及并发症综合分析,剖宫取胎对孕妇创伤大,特别是远期并发症较多,影响健康,因此对于剖宫取胎术,需严格掌握适应证,考虑远期后果,充分综合评估后而采用。对要求同时结扎输卵管的孕妇,亦建议先引产终止妊娠,后行输卵管绝育术为宜。目前主要应用于不能耐受各种引产方法的患者,或在引产过程中出现严重并发症,必须迅速结束分娩者。

【适应证】

1. 妊娠 14~27 周的孕妇,其他引产方法失败,急需在短时间内终止妊娠者。

2. 不适合使用其他引产方法者。

3. 已有子女,妊娠中期引产同时要求结扎输卵管,且无其他引产方法可以考虑者。

4. 妊娠期曾反复发生阴道出血,确诊胎盘前置状态(中央型)者,特别是考虑存在凶险性胎盘前置。

5. 胎盘早剥,伴有较多活动性出血或已形成胎盘面血肿,而短期内无法终止妊娠者。

6. 子宫壁有较大的瘢痕(如有剖宫产或子宫壁间较大或巨大肌瘤摘除术史),并距手术时间 <6 个月者。

【禁忌证】

1. 各种疾病的急性阶段。

2. 手术部位皮肤有感染病灶者。

3. 身体虚弱不能耐受手术者,如心力衰竭等。

4. 24 小时内 2 次(间隔 4 小时)测体温,均为 37.5℃以上者。

【术前准备】

1. 详细询问受术者本次妊娠经过、既往妊娠史、既往流产史及既往疾病史等。

2. 进行大体检查和妇科检查。

3. 辅助检查　包括:血尿常规和血型、凝血功能,肝肾功能、乙型肝炎病毒表面抗原,丙型肝炎病毒抗体,梅毒(RPR)、获得性免疫缺陷病毒(HIV)抗体,阴道分泌物等。

4. 按照剖宫产术前准备。

5. 充分咨询,受术者、家属或有关人员知情选择并签署知情同意书。

【麻醉】

常用的方法:连续硬膜外麻醉、腰硬膜外联合麻醉、全身麻醉。

【手术步骤】

1. **体位** 取仰卧位。

2. **常规消毒** 常规消毒腹部皮肤,铺消毒敷巾。

3. **切口** 一般取下腹部左旁正中纵切口或者下腹横切口。切口大小视妊娠月份而定,一般6~8cm。宫底下2cm处作为切口上缘,逐层切开腹壁。取横切口时切口选在耻骨上2~3cm。

4. **保护切口** 进入腹腔后,切口用生理盐水大纱布垫保护,防止肠管、大网膜进入术野,避免在手术过程中将子宫内膜种植在腹壁切口上或腹腔内,以防止发生子宫内膜异位症,并防止羊水、血液流入腹腔。大纱布垫保护切口后,可充分暴露术野,利于手术操作。

5. **切开子宫** 选择子宫下段横切口:横行切开膀胱腹膜返折,下推膀胱,暴露子宫下段,先在下段中央横行切开肌层,达宫腔后向两侧撕开,妊娠5个月者切开5cm左右即可。

6. **娩出胎儿** 先刺破胎膜,同时吸尽羊水,随即用手指伸入羊膜腔,牵出胎足,依次娩出胎臀、躯干、上肢和胎头。

7. **娩出胎盘** 可先在子宫体部注射缩宫素(催产素)10U,然后用手指剥离胎盘和胎膜,并用卵圆钳交替牵拉,完整娩出胎盘和胎膜。

8. **清理宫腔** 用卵圆钳夹纱布擦拭宫腔1~2遍,清除残留组织。

9. **扩张子宫颈管** 用8号宫颈扩张器自宫腔向下探入子宫颈管,扩张子宫颈管,以利恶露排出。

10. **缝合子宫肌层** 用1号可吸收线缝合两层,第一层连续缝合肌层(不穿过蜕膜层),第二层褥式连续缝合,将第一层包埋其内。切口无出血后用1号丝线或1号可吸收线连续缝合膀胱腹膜返折。

11. **结扎输卵管** 检查输卵管和卵巢,按术前安排的计划处理。前次妊娠已行剖宫产者,如要求不进行结扎者,应向受术者及家属交代,再次妊娠有发生子宫破裂的危险,并签知情同意书。

12. **清理腹腔及缝合腹壁** 吸尽腹腔内的血水,清点器械和纱布。手术者清洗双手后逐层缝合腹壁。

【注意事项】

1. 注意保护腹壁切口,避免羊水和蜕膜等宫腔内容物流入腹腔,以防发生子宫内膜异位症。

2. 对子宫切口,缝合切口要细致,保持切口缝后光滑,以防术后大网膜或肠管粘连。

3. 要逐层关腹,以防术后腹壁与子宫粘连。

4. 接触子宫蜕膜的器械和手等要及时清洗,接触子宫腔内容物的纱布应及时更换,以防子宫内膜异位腹腔、子宫切口及腹壁。

【术后处置】

1. 书写手术记录。

2. 术后卧床24小时。

3. 术后禁食,排气后可进半流食。术后静脉输液治疗 2～3 天。

4. 术后酌情留置导尿管 1 天。

5. 给予抗生素预防感染。亦可酌用子宫收缩药,以促进子宫恢复及减少出血。

6. 术后 6～7 天拆线。如采用可吸收线皮下缝合法,则不用拆线。

7. 告知受术者术后注意事项

(1)术后休息 1 个月,禁性交及盆浴 1 个月。

(2)注意外阴清洁卫生。

(3)出现阴道多量流血或淋漓出血超过 2 周,或发热、寒战、腹痛等,应及时就诊。

(4)对于未做输卵管绝育避孕者,做好避孕咨询指导,落实高效避孕措施。

(5)1 个月后常规随访。

第九节　中期妊娠引产并发症

中期妊娠有以下生理特点:

1. 胎盘已经形成,具有合成物质的能力,主要合成激素与酶。合成大量孕酮抑制子宫收缩活动;合成催产素酶使催产素灭活致子宫对外源性催产素不敏感。

2. 子宫渐增大,肌壁增厚、充血、水肿、柔软,容易损伤。

3. 子宫下段尚在形成过程中,较短。

4. 子宫颈组织中细胞外基质含量丰富,较致密,不易在催产素的作用下软化、成熟、退缩。

5. 羊膜腔内羊水含量日渐增多。

6. 胎盘面积相对较大、薄,胎盘小叶形成不够完善,流产时胎盘不容易完整剥离,导致不全流产。

7. 胎盘结构类似一个大的动静脉瘘,一旦感染,细菌可不经毛细血管过滤,直接进入体循环,全身扩散,易形成严重的败血症和中毒性休克。

8. 胎儿逐渐长大,骨骼形成,骨质变硬,胎体特别是胎头增大变硬,通过未成熟而扩张不全或未扩张的宫颈困难。遇过强宫缩时,胎儿可能自子宫组织薄弱部分的宫颈及阴道后穹隆排出,发生子宫损伤。

中期妊娠引产是指 13～27 周以内,采用人工方法终止妊娠。由于以上妊娠中期的生理特点,终止妊娠的难度和危险性增加。无论采用哪种引产方法均有可能产生一些较为严重的并发症。一旦并发症发生,如能早期诊断、早期处理,预后较好。贻误诊治将发生不良后果。

一、手术并发症

(一)子宫损伤

【概述】

子宫损伤是中期妊娠引产严重并发症。子宫损伤可引起出血、感染、羊水栓塞、DIC

等,抢救不及时可危及生命。孕中期子宫肌壁水肿、充血、柔软,易于损伤。中期妊娠胎儿骨骼发育,特别是胎头脊柱、四肢增大变硬,通过未扩张或扩张不全的宫颈困难,引产过程中由于子宫收缩过强,子宫发育不良或瘢痕子宫。可发生子宫破裂或宫颈阴道段及穹隆裂伤,胎儿可自破口进入腹腔或经后穹隆排出。钳刮术中胎儿骨组织通过未充分扩张的宫颈管,也可导致宫颈损伤。

1. **子宫破裂**

【临床表现】

(1)孕妇烦躁不安、腹痛剧烈、呼吸急促、脉搏增快。

(2)引产中子宫收缩过强、过频和时间过长,呈痉挛性腹痛,宫体有压痛,常为子宫先兆破裂征象。剧烈腹痛之后,阵发性宫缩消失,继而血压下降伴有四肢湿冷,出现全腹压痛、反跳痛等内出血腹膜刺激体征,常伴失血性休克。

(3)腹部或妇科检查子宫缩小,而子宫外可清楚扪及胎体,或触及不明来源的包块。无尿或导尿时有血尿。

(4)休克程度与阴道出血量不相符。有时并发羊水栓塞和弥散性血管内凝血。

【治疗原则】

(1)可疑先兆子宫破裂,应立即抑制宫缩,超声检查有助于确诊。

(2)确诊子宫破裂,立即开放静脉、配血备血,开腹探查,根据子宫损伤程度决定行子宫破口修补或子宫切除术。宫颈穹隆损伤及时经阴道或开腹修补。

(3)补充血容量,必要时输血治疗。

(4)给予抗生素预防感染。

(5)并发羊水栓塞或 DIC 应积极抢救(见羊水栓塞、DIC 章节)。

2. **宫颈、阴道穹隆裂伤**　引产过程中宫颈扩张困难、缓慢,而子宫收缩强烈,迫使胎儿自相对薄弱的宫颈或阴道穹隆裂伤。钳夹术由于宫颈口扩张不充分而裂伤。

【临床表现】

(1)宫缩过强、宫颈扩张缓慢,两者不同步;胎儿由阴道娩出,继之宫缩消失,腹痛减轻。

(2)胎儿娩出后阴道出血量多或持续阴道出血,检查可见宫颈口闭合,宫颈穹隆部破裂。

(3)钳夹术扩宫困难,或钳夹大块胎体通过宫颈口遇到有阻力后,突然感宫颈口松弛,阻力消失,可见活动性出血。

(4)检查宫颈时发现宫颈裂伤、阴道穹隆有裂口。

【治疗原则】

(1)发现宫颈及阴道穹隆部裂伤,应立即缝合。

(2)疑有盆腔血肿,应开腹探查。

(3)给予抗生素预防感染。

(二)胎盘滞留、胎盘残留、胎膜残留

【概述】

胎盘滞留与胎盘残留是中期妊娠引产常见的并发症,可引起阴道大量出血、感染。

中期妊娠胎盘面积相对较大、薄，胎盘小叶形成不够完善，流产时不易完整剥离，易造成胎盘滞留与残留。曾有宫腔感染或手术瘢痕，使子宫内膜受损易发生胎盘粘连或植入，导致胎盘残留。

【临床表现】

1. 胎盘滞留　胎儿娩出后 30 分钟胎盘仍未排出，无论是否伴有活动性阴道出血。

2. 胎盘残留　检查胎盘有小叶部分缺如。

3. 胎膜残留　检查胎膜 1/3 以上残留。

4. 引产流产后持续性阴道出血，或晚期阴道大量出血。

5. 超声波提示宫腔内有不均质强回声。

【治疗原则】

1. 胎儿娩出后 30 分钟后胎盘未排出，或胎盘排出后检查胎盘或胎膜不完整，或胎儿娩出后胎盘未排出，但伴有较多出血时，应立即行清宫术。出血 > 100ml 时，开放静脉，必要时配血。

2. 给予抗生素预防感染。

3. 应用子宫收缩剂。

（三）严重感染

【概述】

严重感染是中期妊娠引产严重并发症之一，也是孕妇死亡的主要原因之一。中期妊娠胎盘结构类似一个大的动、静脉瘘，一旦感染，细菌可不经过毛细血管过滤而直接进入体循环，向全身播散，形成严重的败血症和中毒性休克。各种引产方法均可导致或继发感染。中期引产继发感染以子宫内膜炎最为多见。急性盆腔结缔组织炎、急性盆腔腹腔炎及弥漫性腹膜炎、血栓性静脉炎等也可发生，严重者可发生败血症及脓毒血症。

【临床表现】

1. 胎儿排出前后突然寒战、高热、面色苍白、四肢厥冷、表情淡漠，甚至抽搐、昏迷。有时伴有不可控制的腹泻。

2. 血压下降、脉搏细数。

3. 下腹或宫体有压痛，甚至下腹有反跳痛与肌紧张。

4. 阴道分泌物混浊异常，有臭味。

5. 白细胞总数增高、中性粒细胞增多。

6. 血液、宫颈分泌物、宫腔细菌培养有致病菌。

7. 继发 DIC，可有脏器出血和心、肺、肝、肾衰竭。

【治疗原则】

1. 一旦怀疑感染，应进行相应检查以及宫腔内分泌物培养及药物敏感试验，必要时进行血液培养 + 药物敏感试验。

2. 积极控制感染，联合应用大剂量的广谱抗生素，剂量要足，疗程要够，宜静脉给药。根据细菌培养及药物敏感试验结果调整用药。

3. 静脉点滴糖皮质激素，提高机体应激能力以预防和控制休克。

4. 补充有效血容量,纠正贫血。

5. 纠正代谢性酸中毒。

6. 血管活性物质的选择应用。

7. 在抗生素应用的基础上尽快清除宫腔内残留组织及感染病灶。

8. 预防心肺功能不全和肝、肾衰竭。

9. 间断吸氧。

(四) 羊水栓塞

【概述】

羊水栓塞是中期妊娠引产严重并发症之一,发病急。羊水栓塞的发病原因尚不清楚,但常与以下三种因素有关:胎膜早破、过强宫缩、宫壁或宫颈有血管破裂。中期妊娠引产并发羊水栓塞的发病率高于晚期妊娠,但由于中期妊娠引产并发羊水栓塞时进入血液循环的羊水量少且有形成分也少,所以病情常不如足月妊娠凶险,有时仅表现为一过性临床表现,诊治及时转归良好,可挽救生命。须要警惕的是,由于中期妊娠引产并发羊水栓塞的临床表现常不典型,易于误诊,处置不及时也可危及生命。

【临床表现】

1. 在引产及胎儿娩出过程中孕妇突然出现寒战、胸闷气憋、呼吸困难、面色青紫、呛咳、咳粉色泡沫痰等肺动脉高压征。

2. 不明原因的血压下降、休克。

3. 继发 DIC。

4. 继发心、肺、肝、肾等多脏器功能衰竭。

【治疗原则】

1. **纠正缺氧** 正压面罩给氧。必要时气管插管或行气管切开,保证供氧,减轻肺水肿,改善脑缺氧。

2. **抗过敏治疗** 静脉推注地塞米松 10~20mg,以后根据病情决定是否静点维持;也可用氢化可的松 200mg,静脉推注后静点维持。

3. **解除肺动脉高压** 给予解痉药物罂粟碱 30mg 加于 25% 葡萄糖 20ml 静脉推注,极量为每天 300mg;阿托品可在心率慢时应用,1mg 静注;可每 10~20 分钟 1 次,直到患者面色潮红、微循环改善。氨茶碱 250mg 加于葡萄糖液 10ml 中缓慢静注,对抗组胺引起的支气管痉挛。

4. **抗休克** 补充血容量:可用低分子右旋糖酐 500ml 静点(每天不超过 1000ml),并补充新鲜血液和血浆。补足血容量后血压仍不回升可用升压药物:多巴胺 10~20mg 加于 10% 葡萄糖液 250ml 中静点,根据休克时血压情况调整滴数。

5. **纠正酸中毒** 及时应用能较快纠正休克和代谢失调。常用 5% 碳酸氢钠 250ml 静脉滴注。

6. **保护心肌防治心力衰竭** 毛花苷丙 0.2~0.4mg 加 10% 葡萄糖 20ml 静脉注射,毒毛旋花子苷 K 0.25mg 静脉注射。

7. **预防肾衰竭** 呋塞米 20mg 静脉推注,也有利于消除肺水肿。

8. 伴发弥散性血管内凝血 羊水栓塞早期，DIC 高凝阶段应用肝素治疗；按每次每千克体重 1mg 计算，首次剂量 50mg 左右，加生理盐水 100ml，60 分钟内滴完，4 ~ 6 小时可重复用药一次，50mg 加入 250ml 葡萄糖中缓慢滴注。在 DIC 纤溶亢进期可给予补充凝血因子、输新鲜血或血浆、纤维蛋白原。抗纤溶药物如 6- 氨基己酸 4 ~ 6g、氨甲苯酸 0.1 ~ 0.3g、氨甲环酸 0.5 ~ 1.0g 加入液体中静点。防止大量出血。

9. 给予抗生素 应选用对肾脏毒性较小的广谱抗生素。

10. 妊娠处理 在呼吸、循环和凝血功能基本纠正后，及时清除宫腔内容物。

二、手术并发症常见症状鉴别诊断

（一）中期妊娠引产出血

出血为中期妊娠引产常见症状之一，各种引产方法流产时出血量≥300ml，诊断为引产出血，临床医师应了解出血发生时间、持续时间、出血量、出血颜色、血液中有无凝血块、引产手术方式、引流产经过、胎儿娩出及胎盘娩出情况、胎盘胎膜是否完整等。注意伴随症状及出血性休克症状、体征。测血压、脉搏，进行腹部检查、妇科检查（包括软产道检查）。查血常规、血凝功能等相关检查。超声检查。

1. 胎盘低置、胎盘前置 出血发生在置水囊或宫腔插管术中，出血量不等。取出水囊和导尿管出血减少；出血也可发生在流产产程中、胎盘娩出前后。胎盘低置在流产后应用缩宫剂则有效。胎盘前置（特别是中央性胎盘前置）可在引产、流产中、流产后发生持续多量出血甚至出现失血性休克。超声检查可提示胎盘种植的部位、与肌壁的关系以及局部血流状态。

2. 宫颈裂伤 出血发生在钳刮术中强行扩张宫颈后、钳夹出大块胎体后或流产后。出血量与裂伤程度及范围有关。出血为持续性中等量出血，色鲜红。应用宫缩剂无效。阴道检查见宫颈有裂伤可明确诊断。当可见裂伤缝合后生命体征仍旧不稳定，需警惕裂伤上缘延伸至腹腔部位（阴道缝合未及），应及时确诊处置。

3. 子宫破裂 流产产程中子宫收缩过强而产程进展不顺利或停滞。继而宫缩消失并出现持续性腹痛。有内出血及腹膜刺激征，可伴休克。休克程度与阴道外出血量不相符。腹部、妇科检查发现子宫体缩小、偏向一侧而腹腔内可清楚扪及胎体即明确诊断。超声波检查可协助诊断。

4. 宫颈阴道段裂伤伴阴道穹隆裂伤 引产流产产程中宫缩过强而宫颈口开大缓慢，两者不同步。胎儿自阴道娩出后有持续性阴道多量出血，色鲜红。应用宫缩剂无效。腹部检查无异常。阴道检查发现阴道穹隆裂伤、宫颈阴道段裂伤可以明确诊断。

5. 胎盘剥离后滞留 为胎盘娩出前阴道多量出血。常因子宫收缩乏力致胎盘娩出困难。协助娩出胎盘并给予宫缩剂有效。

6. 子宫收缩乏力 为胎盘娩出后阴道多量出血。常因受术者精神过度紧张。引产产程长，合并子宫畸形、肌瘤、贫血等而引起子宫收缩乏力。妇科检查正常，应用宫缩剂、按摩子宫有效。

7. 胎盘剥离不全 出血发生在胎盘娩出时，常因胎盘未全剥离而接生者过早干预引起或因胎盘部分粘连而致。协助娩出胎盘或行刮宫术并给予宫缩剂有效。

8. **胎盘残留、蜕膜残留**　出血可发生在胎盘娩出后到流产后1个月内。个别发生在流产后1个月后。为持续性阴道出血，或突发阴道大出血。妇科检查子宫复旧差、宫颈口处可有血块或组织物。超声检查可协助诊断。行清宫手术有效。

9. **继发于羊水栓塞的 DIC**　引流产过程中有典型或不典型羊水栓塞症状与体征。继而出现流产后阴道持续性出血、血不凝，甚至发生难以控制的全身广泛性出血。化验检查可协助诊断。

10. **凝血功能障碍**　孕前、妊娠期已有易出血倾向。出血发生在流产后。血化验检查血红蛋白低、血小板计数减少，出凝血时间延长。凝血酶原、纤维蛋白原降低可做出诊断。

11. **子宫特殊部位妊娠**　宫颈妊娠较为罕见。近年由于剖宫产率上升，剖宫产瘢痕妊娠日趋增多，因此对有剖宫产史要求引产者需要高度警惕。出血可发生孕期或引产手术时、流产产程中及流产后。为短时间内阴道大量出血，甚至为喷射状出血。短时间内出现失血性休克症状与体征。妇科检查宫颈或子宫下段部膨大而软，子宫体部相对小而硬为宫颈妊娠，超声波可明确诊断，应及时明确诊断，立即介入治疗等保守治疗或子宫切除手术治疗。

（二）中期妊娠引产腹痛

腹痛为中期妊娠引产常见症状之一。临床医师应了解腹痛发生时间、持续时间、疼痛部位、疼痛性质、伴随症状等。需了解引产方式、引流产经过及既往史。腹部检查注意疼痛部位、压痛、反跳痛及肌紧张，腹部有无包块。妇科检查注意宫颈举痛、子宫压痛、附件包块及压痛。

1. **子宫破裂**　引产产程中子宫收缩过强而产程进展不顺利或停滞。宫体及子宫下段可及压痛。继而宫缩消失并出现持续性腹痛。腹部检查有压痛、反跳痛和肌紧张。腹部触诊可清楚扪及胎体，叩诊有移动性浊音，常伴有失血性休克体征。

2. **感染**　流产后2~3天起下腹持续性钝痛伴发热，也有在引产产程中出现腹痛。阴道分泌物可呈血性、混浊或呈脓性，有异味。伴畏寒、发热。合并盆腔腹膜炎时下腹部可有压痛、反跳痛及肌紧张。妇科检查宫颈举痛、宫体压痛、附件压痛明显，甚至可摸到包块。严重感染可合并感染中毒性休克。血常规检查血细胞数增高伴中性粒细胞增高。血液、宫颈、宫腔分泌物培养有致病菌。

3. **胎盘残留、蜕膜残留**，流产后持续性阴道出血、阴道有组织物排出时，可出现阵发性下腹疼痛。组织物排出后腹痛缓解。妇科检查宫颈口松弛或堵有组织物，子宫体复旧差。超声波检查可协助诊断。

4. **依沙吖啶药物误注**　依沙吖啶羊膜腔内注射引产时，未按常规操作，未确认已穿入羊膜腔内即注药。药物误注入腹直肌鞘内、腹腔内、膀胱内、肠管内有不同的临床表现。药物误注入腹直肌鞘内，局部疼痛明显，检查局部有明显压痛，常可扪及硬结，数天后渐消失。药物误注入膀胱内可引起膀胱部位疼痛，首次排尿尿液黄染明显。药物误注入肠管内可引起痉挛性小腹疼痛，并伴有严重的腹泻。

5. **合并子宫肌瘤红色样变**　既往或术前检查有子宫肌瘤。流产后3~4天起下腹正中持续性下腹疼痛,可伴低热。妇科检查子宫增大、质软、不平,局部有压痛。超声检查可明确诊断。

6. 合并卵巢囊肿蒂扭转或破裂 既往或术前检查有卵巢囊肿,引产后由于子宫缩小或体位改变,突然发生一侧下腹剧痛,常伴有恶心、呕吐。双合诊检查可触及压痛的肿块,以蒂部最明显。囊肿破裂可导致腹腔内出血,出现腹痛、腹部压痛、腹肌紧张。妇科检查卵巢肿物缩小或消失。超声检查有助于诊断。

7. 子宫内膜异位症 经腹剖宫取胎术后,腹壁伤口疼痛及渐进性增加的痛经。疼痛发作始于月经期,经后自然缓解。检查腹壁伤口可及硬结。月经期硬结增大,经后自然缩小。妇科检查子宫增大、子宫体切口部位有压痛。超声检查可协助诊断。

8. 合并内外科急腹症 任何内外科急腹症均可发生在中期妊娠引产流产后。应注意相关病史、临床症状与体征。必要时请内、外科会诊。

第十节 人工流产后计划生育服务

一、人工流产危害

人工流产已成为在临床上具有较高安全性的成熟技术。但仍是一项具有创伤性手术,不论是否施以麻醉镇痛手段,不论是否为"可视",均有一定比例、难以避免的并发症发生可能。

尤其应重视重复流产的危害。1年内尤其是6个月内重复人工流产的危害最大,成为"高危流产"之一。除手术风险明显升高以外,重复流产还增加各种远期并发症的发生可能,损害女性生育功能。随着流产次数的增加,各种流产并发症所造成的继发不孕比例明显上升,流产次数越多,输卵管阻塞、宫腔粘连和子宫内膜异位症等并发症所占比例越高。重复人工流产还增加不良妊娠结局的发生几率,研究显示,具有2次以上人工流产史的初产妇,在分娩时胎盘异常发生率为44.2%;而伴有多次人工流产史的孕妇,围产期早产或分娩低体重儿的危险度为正常者的2.5倍。

1. **术中风险**

(1)出血:出血量过多可导致失血性贫血,甚至休克,严重者可发生DIC(凝血功能障碍)危及生命。

(2)损伤:

1)子宫穿孔:尤其是伴有邻近脏器损伤的复杂性子宫损伤是严重手术并发症。例如大网膜、肠管嵌入子宫肌壁,肠管、卵巢及输卵管损伤导致腹腔内出血、感染等,如未能及时诊治可危及生命。

2)宫颈裂伤:导致出血以及功能丧失。

(3)人工流产综合征(心脑综合征):人工流产术中受术者突发胸闷、气短、面色苍白、多汗、心动过缓、心律不齐,血压下降甚至心搏骤停。人流综合征是由于宫颈及子宫局部刺激后引起迷走神经兴奋而产生的一系列心血管及脑部急性供血不足的结果。与受术者情绪及手术操作均有关系。

（4）麻醉意外：麻醉并发症导致呼吸循环功能障碍，引发受术者死亡风险。

2. 术后近期风险

（1）出血：包括负压吸引术、钳刮术、药物流产术后，各种因素导致的宫内残留部分胚胎组织，是术后出血的主要原因。

（2）感染：发生于术后2周内，急性子宫内膜炎、附件炎、盆腔炎等，严重者可出现败血症、感染性休克。

3. 术后远期风险

（1）宫腔粘连：在人工流产后闭经或不孕的人群中，宫腔粘连发生率很高，其中66.7%发生于人工流产后，体内处于低雌激素状态，同时在可能存有的宫内感染和内膜修复障碍等病理因素作用下，导致子宫内膜修复过程出现异常，纤维增生和内膜再生失衡，最终形成内膜纤维化。可导致继发不孕、反复流产、胎盘粘连、产后出血、前置胎盘等。

（2）慢性盆腔炎：人工流产破坏正常生理防御机制，导致上行感染，增加盆腔炎（PID）发生风险。国内的研究数据显示，约10%的人工流产女性并发PID，成为继发不孕的致病因素之一。

（3）子宫内膜异位症：人工流产术中及术后宫颈、宫腔粘连均可导致子宫内膜逆入盆腔进而引发子宫内膜异位症，人工流产后继发子宫内膜异位症亦是继发不孕的重要病因之一，在多次人工流产后发生继发不孕的病例中，约35%伴有子宫内膜异位症。

（4）继发不孕：人工流产并发症可能导致继发不孕，尤其在多次重复人工流产者中发生率更高。

二、人工流产后计划生育服务

人工流产尤其是重复流产，给妇女生殖健康造成较大损害。为了减少非意愿妊娠人工流产和重复流产，尤其是流产后1年以内的再次人工流产，所有提供人工流产服务的机构均应提供科学避孕咨询服务，预防再次非意愿妊娠。通过为服务对象及伴侣提供避孕节育知识的生殖健康宣传教育、咨询、指导和随访服务，普及相关知识和行为信息，提高技术服务的准确信息知晓度。流产后服务包涵：流产后关爱（postabortion care）、流产后避孕（postabortion contraception）和流产后咨询指导（postabortion consulling）。

1. 目标

（1）总体目标：提高人工流产后女性的有效避孕率，降低重复人工流产，尤其是流产1年以内的再次人工流产现象。

（2）具体目标：使接受人工流产的妇女在离开医疗服务机构前，达到以下4个具体要求：

1）具有预防非意愿妊娠的意识。

2）知情选择一种适合于自己的避孕方法。

3）获取所选用的或过渡时期适合于自己使用的避孕药具，以保证能够立即落实避孕措施。

4)具有理解并能坚持正确使用所选用避孕方法的信心和决心。

2. **原则**

(1)应以单独(1对1)咨询指导为主,结合集体宣教、术前指导以及必要随访。

(2)强调避孕方法的知情选择、立即落实和坚持使用。

(3)重点加强针对青少年、高危人群的咨询和服务。

(4)注意保护隐私,鼓励男伴参与。

(5)因地制宜,服务流程以简明、便利和行之有效的功能实现为核心。

【服务流程】

1. 在门诊和病房建立因地制宜的并可成为日常常规工作内容的服务流程,提供多环节和各种形式生殖健康及避孕节育宣教、咨询和就诊指导环节。包括:候诊区集体宣教、一对一咨询指导、术前指导、使用后和术后随访等。使人工流产受术者获得有关计划生育技术服务的正确信息:术前咨询、流产过程和术后避孕、提供多种避孕方法、适宜保健转诊等。

2. 提供必要的集体宣教和一对一咨询场所,前者相对独立、后者保证私密的原则。

3. 在候诊区、诊室、咨询室、手术观察室和病区提供多样化和便于取阅和观看基本的宣传教育和科普资料,包括:纸质宣传页或手册、壁报、避孕药具样品、宣教模型和视频等。

4. 由经过培训的计划生育技术服务人员提供规范化服务和标准化的宣教内容和咨询指导。

5. 提供避孕节育知识的宣传教育与咨询指导人员的岗位要相对固定。

【集体宣教】

能保证就诊者和陪伴者的广泛覆盖,突出信息的科普性、通俗性及全面性。

1. **场地** 场地位置相对独立和安静,可因地制宜利用适宜的候诊区或便捷的宣教室。

2. **时机** 主要利用上、下午就诊者较为集中的时段设置人员现场宣教,其他时段可运用视频滚动宣传。

3. **内容和技巧**

关键信息:

(1)告知人工流产的危害和可能的并发症:

1)近期和远期可能的并发症。

2)特别应强调重复流产对远期生育能力(不孕不育)和今后妊娠结局(早产、胎儿死亡、胎盘异常)的不良影响。

3)告知1年内,尤其是6个月内,重复人工流产的危害最大,称为"高危流产"。

(2)强调3条关键信息:

1)流产后再次妊娠的风险,即早孕流产后2周即可恢复排卵,如果不避孕,在月经恢复之前即可能再次妊娠。

2）流产后应首选高效避孕方法，并应当立即落实。

3）必须坚持和正确使用。

（3）避孕节育的重要性和必要性：清点现有的各种避孕方法，澄清避孕和避孕方法选择的误区，简要介绍各种高效避孕方法的特点、避孕机制和使用的优势。

（4）不同情形和生理生育时期的避孕方法选择建议。

（5）流产手术过程、术前术后注意事项、术后避孕时机。

辅助工具：利用便于理解和体会的生理模型、挂图或展板、多媒体视频以及避孕药具实物等。

【单独咨询】

一对一咨询指导是落实高效、长效避孕措施的重要和关键环节。突出以个体服务对象为导向，提供具有针对性的差异化咨询指导。鼓励伴侣双方共同参与，并承诺对其隐私保密。根据服务对象具有的特点、其状态不同、需求不同以及价值观差异，进行管理评估、规划实施，帮助服务对象能够自主作出适宜的选择、决定，并立即落实。

（一）场所和时间

1. 必须有能够保证隐私、舒适并可供伴侣同时接受咨询指导的空间，以确保服务对象能无约束地询问问题和谈话，而不被其他的就诊者干扰就可以。例如：诊室、医疗服务用房的某个角落甚至过道可被隔置的空间等。

2. 初次咨询应在人工流产前，但应避免在手术当天，以保证充足咨询指导时间、咨询指导质量和术后立即落实。

（二）内容和技巧

1. 了解服务对象的基本情况：身体状况、避孕节育需求、既往的避孕经历、知识水平、价值趋向、经济状况、偏好，分析各种方法的利与弊、适应性。

2. 核实是否听取集体宣教：了解讨论分析导致本次意外妊娠的原因：

（1）对于避孕失败者，要分析避孕方法失败的原因，包括使用的种类是否适宜、使用方式是否正确和满意度等。进而帮助其继续使用原用的方法或推荐其他有效的方法。

（2）对于未避孕者，要分析未避孕的原因和障碍，给予全面咨询指导，选择适合方法并落实避孕措施。

3. 选择推荐适宜的避孕方法介绍 1~2 种具体信息。帮助落实到位，排除禁忌，发放药具，指导具体使用方法和注意事项。

4. 让服务对象知晓可以获得哪些方法及获取途径，哪些方法可以防止性传播感染。

5. 避孕方法的知情选择及其正确使用的指导：

（1）避孕方法选用的总体原则：首选高效，立即落实，坚持使用。

（2）应至少坚持避孕 6 个月以上。

（3）对于具有高危因素和 2 年内没有生育需求的女性，建议优先选择并落实长效可逆避孕方法。例如:多次重复流产史、短期内重复流产史、产后近期、剖宫产史等。

6. 要点:信息完整性、准确性和实用性;寻找合适的切入点,有的放矢,灵活运用;通俗易懂,深入浅出,简明扼要。尊重和支持服务对象的知情选择。关注相关的需求(性传播感染的防护等)和核查服务对象的理解。"知情选择"要素:可供的选择、自主作出选择、获得足够的信息、灵活咨询、鼓励作出的选择。服务对象在服务提供者的指导和帮助下,较为全面了解各种避孕方法的特点,了解有关避孕服务的可得性和供给方式,包括获得途径、避孕原理、使用及注意事项,可能出现的不良反应及处置,结合个人的不同生理时期及性伴侣的喜好和需求以及承受能力,作出适宜的避孕选择。

(三)辅助工具

直观教具:模型、药具样品、图片、宣传页(表8-7)。

表8-7 常用避孕方法流产后使用特点

避孕方法	使用的时机和方法	特殊说明
复方短效口服避孕药(短效)	● 在手术流产或药物流产当天立即开始服用,每天一片 ● 通常不受流产并发症限制,例如感染、贫血、严重出血或生殖道损伤等	● 对贫血和痛经女性有益 ● 可减少流产后出血量和出血时间、促进子宫内膜修复、防止宫腔粘连、建立规律月经周期 ● 可减少盆腔炎、子宫内膜异位症发生
含铜 IUD(长效可逆)	● 可在术中即时放置(除外感染) ● 若存在损伤、出血和(或)贫血,需治愈后方可放置	● 当确诊或疑似感染时,不能放置 ● 中孕流产后立即放置可能增加脱落风险
含孕激素宫内节育系统(长效可逆)	● 可在术中即时放置(除外感染) ● 若存在损伤、出血,需治愈后方可放置	● 当确诊或疑似感染时,不能放置 ● 中孕流产后立即放置可能增加脱落风险 ● 对贫血和痛经患者有益 ● 同时可治疗月经过多,并减少盆腔炎、子宫内膜异位症发生 ● 部分使用者可能发生闭经和点滴出血
避孕针剂(短效)	● 在手术流产或药物流产当天立即开始使用 ● 通常不受流产并发症限制,例如感染、贫血、严重出血或生殖道损伤等	● 对贫血女性有益 ● 部分使用者可能发生闭经和点滴出血
皮下埋植避孕剂(长效可逆)	● 在手术流产或药物流产当天立即开始使用 ● 通常不受流产并发症限制,例如感染、贫血、严重出血或生殖道损伤等	● 对贫血女性有益 ● 部分使用者可能发生闭经和点滴出血
避孕套(男用/女用)	● 可在恢复性生活时立即使用 ● 可作为其他方法使用之前的过渡	● 非高效避孕方法 ● 须坚持并正确使用 ● 唯一可预防 STDs/HIV 的避孕方法

续表

避孕方法	使用的时机和方法	特殊说明
外用杀精剂	● 可在恢复性生活时立即使用 ● 可作为其他方法使用之前的过渡	● 非高效避孕方法 ● 可与其他方法联合使用
自然避孕法（安全期法）	● 不推荐流产后立即使用 ● 至少在恢复正常月经后方可使用	● 非高效避孕方法 ● 需要特殊的咨询，以保证使用正确
紧急避孕药	● 在无保护的性生活后可尽早服用	● 非常规避孕方法 ● 只能作为临时补救措施，使用后应尽早落实其他常规避孕方法
女性绝育（永久）	● 流产后无并发症者可以立即手术 ● 有感染、出血、生殖器官损伤等并发症时，需等待治愈后再手术 ● 发生子宫穿孔需开腹手术时，根据患者情况，可在修复子宫的同时进行	● 需要在有开腹手术条件的医院进行 ● 需要有经验的医务人员 ● 适宜于已经完成家庭计划、无再生育的要求或者患有不宜妊娠疾病的妇女 ● 术前需充分咨询，夫妻双方一致同意、签字后方可手术
男性绝育（永久）	● 可随时进行	● 不进腹腔的小手术 ● 术后需采用其他避孕方法过渡，同时随访，直至精液检查精子计数为0 ● 适宜于已经完成家庭计划、无再生育的要求或者患有不宜妊娠的疾病夫妇 ● 术前需充分咨询，夫妻双方一致同意、签字后方可手术

【复诊随访】

人工流产后应进行随访。近期随访在手术流产后或药物流产术后2周、1个月，中、远期随访在术后3个月、6个月和12个月，可采用复诊或电话随访等形式。

1. 随访的主要目的是指导妇女坚持正确使用避孕方法和及时发现及处置手术并发症。

（1）近期随访：流产后2周、1个月，了解流产后身体及月经恢复情况，评估避孕方法使用情况，解答疑问，必要时补充避孕药具，并提供后续获取服务的途径。

（2）中、远期随访：流产后3个月、6个月和12个月，通常为选择性，重点针对高危人群和应用短效避孕方法者。分别了解避孕方法使用情况和依从性，以及是否有再次意外妊娠现象，必要时再次给予咨询指导和促进。

2. 已经使用高效长效避孕方法者，了解使用状况，包括针对高效短效避孕方法使用掌握程度，鼓励坚持使用。

3. 使用中遇有问题、困惑、不良反应的服务对象，进一步答疑解难，了解干扰因素所在，并利用现有工具帮助解决问题。

4. 有意愿选用某种避孕方法的服务对象，了解其对相关信息知晓程度，除外禁忌证、支持选择，讨论如何使用和应对可能出现的不良反应。

5. 尚无意愿的服务对象，需要再次进行较为系统的咨询指导。

第九章 妇科腔镜在计划生育技术服务中的应用

第一节 腹腔镜应用

临床上,除在腹腔镜下实施输卵管绝育手术外,在计划生育技术服务中,腹腔镜也应用于以下情况:

一、绝育术后慢性盆腔痛的诊断

绝育术后慢性盆腔痛是输卵管绝育手术后最常见的症状,多发生在腹部小切口绝育术后。患者主诉多,体征少,超声及放射线、MR等影像学检查常无阳性提示,多被认为神经症所致。应用腹腔镜检查可以发现盆腔或腹腔粘连性病变、盆腔静脉淤血甚至子宫内膜异位症等,从而达到诊断和鉴别诊断的目的。并可在镜下探查的同时实施粘连分离术、子宫内膜异位病灶电灼或切除术等处置,从而达到诊断和治疗的目的。

二、IUC异位诊断与处理

对于完全或部分移位到腹腔内的IUC,可经腹腔镜确诊及取出,并对移位IUC造成的子宫、消化道及膀胱等器官的损伤予以修补,避免开腹手术。

三、子宫穿孔诊断与处理

人工流产、宫内节育器具放置或取出等等宫腔操作术中确定或可疑子宫穿孔,而手术尚未完成,可在腹腔镜下检查及确定穿孔状态并进行处置,同时应该在腹腔镜监导下完成人工流产术或取环术等宫腔操作,以有效避免和降低由于子宫穿孔而继发并发症的危险。从而也减少了开腹手术的几率。

四、实施助孕技术

诊断和治疗女性不孕症,包括输卵管整形复通,输卵管开通术后治疗,早期异位妊娠诊疗等。

第二节　宫腔镜应用

一、宫腔镜检查

【适应证】

1. 疑有宫内异物,如胎儿碎骨、节育器等。

2. 疑有宫腔粘连。

3. 异常子宫出血,可疑子宫内膜病变。

4. 疑有宫内占位病变,如息肉、肌瘤。

5. 不孕症、反复性流产,疑有子宫畸形。

在诊断同时可行诊刮、刮出组织行病理诊断学检查。

【禁忌证】

尚无明确绝对禁忌证,以下为相对禁忌证:

1. 急性生殖系统炎症。

2. 子宫大量出血,因出血多,影响检查的准确性。

3. 希望继续妊娠者。

4. 近期子宫穿孔或子宫手术史者(3 个月内)。

5. 宫腔过度狭小或宫颈过硬,难以扩张者。

6. 浸润性宫颈癌。

7. 患有严重内科疾患,难以耐受膨宫操作者。

8. 生殖道结核,未经适当抗结核治疗者。

9. 血液病无后续治疗措施者。

10. 术前测口腔体温不低于 37.5℃者,暂缓检查或手术。

【检查时间】

最佳宫腔镜检查时间为月经干净后 1 周内,即月经期增生期的早、中期,必要时可选择除月经期外其他时间。

【麻醉及镇痛】

单纯检查可用局麻及镇痛剂,如哌替啶 50mg 肌内注射,1% 利多卡因 10ml 宫颈旁神经阻滞麻醉等。也可用异丙酚静脉注射全麻。

【手术步骤】

1. 做好术前咨询工作、受试者知情并签署同意书。

2. 术前禁食,膀胱截石位,按妇科常规消毒外阴、阴道、宫颈及铺消毒巾。

3. 宫颈钳夹持宫颈前唇,探宫腔深度,扩张宫颈至大于宫腔镜外鞘直径半号。

4. 将宫腔镜与电视摄像、光源、膨宫系统连接,排出膨宫液内气泡,边膨宫边将宫腔镜缓慢置入宫腔。详细检视宫腔,顺序为宫底、四壁、宫角、输卵管开口、宫颈内口及颈管。

如须取活检组织,可以使用微型钳经操作孔直视下定位取材。

【正常宫腔镜像】

膨宫良好时,子宫底展平,有时可见宫底略向内凸起,可清晰观察到双侧宫角及输卵管开口,子宫内膜镜像随月经周期而有所变化。

1. **增殖期** 内膜平整光滑、红黄色;增生中晚期,内膜可有局限性波浪状隆起,或似息肉状;有时可清楚看见血管走行;输卵管口易见,较少有分泌物遮盖。

2. **内膜增厚** 不光滑,表面息肉状、波浪状、绒状,常伴黏液漂浮;血管走行不易见;输卵管口不易见。

3. **绝经后** 内膜菲薄、光滑、平整,可见点状或散片状瘀斑。

4. **子宫颈管** 黏膜红黄色,光滑,有皱嵴纵行。

5. **输卵管口** 多呈光亮圆窝或瞳孔状,位于子宫角,与手术选择时间及膨宫效果有关。

6. **其他镜像** 常可见到漂浮的黏液、黏膜碎片、出血及气泡。

【异常宫腔镜像】

1. **宫腔内容物** 如断裂或残留的节育器,胎儿碎骨,部分可被黏膜及黏液覆盖。

2. **宫腔粘连** 各种形式的宫腔粘连。

3. **畸形子宫** 如鞍状、双角及纵隔子宫等。

4. **出血** 点、片状瘀斑或出血。

5. **萎缩及纤维化** 苍白、光滑,血管少,或有瘀斑。

6. **肥厚** 不平、水肿、增厚、分泌物多。

7. **息肉** 光滑、软、色白或与内膜同色、单发或多发,有蒂或无蒂。

8. **肌瘤** 色白,表面有血管。

9. **子宫内膜非典型增生及内膜癌** 组织颜色苍白,质地脆,可见较密集迂曲扩张血管,局部可有坏死。

二、宫腔镜手术

宫腔镜治疗应在硬膜外麻醉或全身麻醉下进行。

IUD、胎儿碎骨及其他异物取出术:断裂、残留、嵌顿的节育器常与宫底、宫角及内口周围。可直视下用微型钩或鳄口钳取出,如表面有组织覆盖,先剪除,再抓住后与镜子一并取出,应仔细检查有无残留。

粘连分解:应与纵隔、双角、鞍形子宫鉴别;与肌瘤、内膜增生过长鉴别。术前应详细询问病史及其他检查综合分析,有助于明确诊断。确定粘连部位、程度、性质后,可先用探针、Hegar 宫颈扩张器使粘连分离、淤血排出。然后以微型剪或电切分离粘连带。术中密切注意宫腔形态,防止穿孔。一般不做刮宫术,以防内膜进一步损伤。术后放置大小、形态适宜的 IUD,人工周期治疗 2~3 个月,促使内膜尽快修复及防止再粘连。

纵隔切开:纵隔形态不一,基底宽窄不一、厚薄不一、长短不一。术前应行 MR 检查有助评估,并应与双角子宫鉴别,因为后者若贸然手术,可能引起子宫穿孔。薄的纵隔可用微型剪剪开,厚的纵隔应用电刀切除,术后放置 IUD 及人工周期治疗 2 个月。彩超及腹腔镜监视下操作有助于预防子宫穿孔。

息肉与肌瘤切除:有蒂或体积小者,可用长弯血管钳或卵圆钳扭断取下;无蒂或体积大或蒂宽者,应采用电切后,切碎取出,术后创面大者,可置 IUD 及人工周期治疗。

子宫剖宫产切口瘢痕妊娠病灶切除:对于部分子宫剖宫产切口瘢痕妊娠的病例,如为内生型,或外生型但瘢痕组织厚度 >3mm,可考虑行宫腔镜病灶切除术,同时电凝创面止血,具有术中术后出血较少、血 hCG 下降相对较快的优点,并可缩短平均住院时间。对于术前影像学检查提示妊娠病灶局部血运丰富的可考虑术前行选择性子宫动脉栓塞术以提高手术成功率,减少术中出血,但这种方法治疗费用较高。

第三节　腔镜手术并发症

总体讲,妇科腔镜手术是比较安全的微创手术。无禁忌证,选择适合的病例,手术的并发症很少见。但手术创伤风险仍存在,因此需要选择适宜的手术适应证,并关注手术中出现临床表征,及时甄别异常存在和有效处置,可减少并发症发生,特别是降低和避免严重并发症的发生几率。腹腔镜手术并发症参照腹腔镜下输卵管绝育手术并发症章节。本节主要介绍宫腔镜手术并发症。

【概述】

宫腔镜手术尽管在镜下操作,仍然具有一定的盲视操作过程,特别是有复杂的操作或进行电和激光操作时,可能引起子宫及腹腔脏器的损伤。轻微的损伤一般无需处理,严重损伤特别是合并腹内脏器损伤时必须及早诊断和处理,以免引起不良后果。

一、损　　伤

(一)宫颈损伤

【临床表现】

器械插入引起宫颈裂伤出血易发现,常见于宫颈管扩张困难者。手术中电或激光能量太大或器械误伤及宫壁,镜下易立即发现,所以一般损伤轻微,也不至于引起大出血。

【治疗原则】

宫颈损伤一般无需处理,活动性出血需缝合。宫壁损伤一般表浅也无需特殊处理。扩张宫颈操作轻柔,电操作或激光应用时掌握适宜能量,一般可避免。

【预防】

术前进行宫颈预处理,包括使用海藻棒等机械扩张;前列腺素制剂(米索前列醇或卡前列甲酯),充分软化、扩张宫颈,避免暴力扩张宫颈。

(二)子宫穿孔

【临床表现】

器械插入时有落空感或超出预先测定的宫腔深度,应及早引起警惕。手术中如子宫纵隔切开、粘连分离术、激光操作等也可伤及子宫壁。典型病例镜下可见到腹膜、肠管等脏器。如未及时发现,当膨宫液进入过快而流出少,但膨宫效果不好时,需高度怀疑子宫穿孔。个别病例术中未能及时发现,继发术后腹痛疑有内脏损伤时,经腹腔镜或开腹探查时才被确诊。

【治疗原则】

子宫穿孔的严重性与使用的手术器械、操作状态、损伤部位和程度以及是否及时发现和处置有关。①简单的子宫穿孔一般无需处理,但如是在宫腔操作之前发生,应停止手术,并严密观察 24 小时。②若穿孔口较小,位于子宫底部,血管相对较少,患者生命体征稳定者,可给予促进宫缩、止血、预防感染等保守治疗,流入腹腔的液体可经阴道后穹隆穿刺或切开引出。③若考虑穿孔可能伤及血管,或为由电极所致穿孔无法确定电流损伤范围,应行腹腔镜或开腹探查,穿孔处给予电凝或缝合止血。④若伤及邻近脏器可伴有相应的临床症状:如伤及肠管,表现为进行性的腹痛、腹胀和发热;伤及膀胱、输尿管可有尿液的外渗。

【预防】

术前查清子宫大小、形态和位置很重要,并小心扩张宫颈。术中时刻注意宫腔形态,困难手术可在超声波导视或腹腔镜监视下操作。个别困难程度较大的手术,不强求一次性完成手术,条件允许时可择期再次操作。术前诊断要准确,作好评估,一般可避免子宫穿孔。

(三)盆、腹腔内脏器官损伤

【临床表现】

器械本身以及较强的电流和激光能量辐射均可引起子宫损伤,也波及邻近盆、腹腔脏器,特别是在子宫角附近操作时。术中子宫穿孔时见到肠管可明确诊断,但大多未在术中及时发现。术后出现发热、白细胞增高、腹痛,甚至出现腹膜刺激症时应想到盆腹腔脏器损伤的可能,腹腔镜探查可以确诊。

【治疗原则】

依照脏器损伤的程度进行适当的腹腔镜下或开腹修补手术,并给以抗生素预防和控制感染。术中应保持视野清晰、电能及激光强度和操作时间适当,必要时在超声波或腹腔镜监视下操作,可降低损伤的发生及程度。

二、出　血

【概述】

因术中有膨宫液持续灌注,宫腔镜手术裂伤、出血情况不多见。与手术者责任心、经验、操作熟练程度与否有较大关系。出血可因宫颈裂伤、子宫壁损伤或穿孔所致,多为手术操作伤及宫壁太深、误伤或止血不彻底引起。也可因凝血机制障碍所致。

【临床表现】

术中出血容易诊断。发生宫颈裂伤、子宫穿孔时可能有鲜血流出。宫壁损伤常可见有活动出血点。应注意宫颈峡部穿孔时除外宫旁血管损伤。超声波可协助诊断,必要时腹腔镜确诊。

【治疗原则】

宫壁点状出血或渗血,可用宫缩剂和止血药。宫颈裂伤活动性出血应缝合。如系穿孔所致应行腹腔镜或开腹手术修补,有血管损伤时一并修复。较明显的宫壁出血,多为切割过深导致,切割深度应掌握在血管层之上;如为肌瘤出血可在假包膜周边电凝血管止血。在撤出宫腔镜前仔细检查是否有静脉的渗血或小动脉的搏动性出血,如见出血,可予滚球电极电凝止血,术后出血多为切割过深、感染和组织碎屑残留宫腔。如电凝效果不佳可于宫腔内放置气囊导尿管或填塞纱布压迫止血,同时应用宫缩剂、止血剂等。对于难以停止的大出血,必要时行子宫动脉栓塞术或子宫切除术。

三、感　　染

【概述】

宫腔镜手术引发的感染极少见。但如同其他经阴道手术一样,术前有阴道炎,手术操作过程中,病菌随液体进入宫腔、盆腔而引起子宫内膜炎或盆腔炎;手术器械消毒不合格,操作者无菌观念差;操作中损伤宫颈管或子宫内膜导致术后阴道出血排液时间长,利于细菌的繁殖生长而导致感染。

【临床表现】

术后发热、白细胞增高、腹痛、阴道分泌物增多或异味应考虑感染。如盆腔感染症状严重,出现腹膜刺激症甚至败血症时,应警惕合并腹腔脏器损伤的可能。

【治疗原则】

对检查或手术前出血时间长,或阴道分泌物较多,术中切除肌瘤较大,考虑有可能较长时间有阴道出血的患者可考虑预防性使用抗生素,以减少术后发生感染的几率。严重感染选用广谱抗生素全身治疗,必要时行阴道或腹腔分泌物培养及药物敏感实验。合并肠道损伤时应及时修补(可参考其他有关章节)。

四、膨宫介质所致并发症

【概述】

不同的膨宫介质可能引发不同的并发症。如高黏滞液体分子右旋糖酐输入过量可引起过敏反应、急性呼吸窘迫症(ARDS)、弥散性血管内凝血(DIC)及非心源性肺水肿;低黏滞液体过量可导致水中毒及电解质紊乱;气体栓塞等。特别是宫腔操作伴有宫壁损伤时,增加了介质的体内吸收,促进并发症的发生。无论哪种介质,其进入宫腔的流速和量对并发症的发生与否起关键作用。采用适当的仪器设备、术中密切监视介质进出宫腔的量、手术时间不可过长等,可有效减低膨宫介质所致合并症的发生。

(一)高黏滞液体输入过量

【临床表现】

出现过敏反应或 ARDS、DIC、非心源性肺水肿或休克的相应症状。

【治疗原则】

抗过敏反应及相应的紧急治疗。注意注入量不要过多,一般应 <500ml,手术时间不

可过长,应记录出入量。有右旋糖酐过敏史者禁用。

(二) 经尿道前列腺切除(TURP)综合征

【概述】

TURP 综合征的病理生理改变是膨宫液的过度吸收导致的:稀释性低钠血症、红细胞在非等渗液中溶解、神经系统紊乱,如抽搐、昏迷、脑水肿、脑疝甚至死亡。

【临床表现】

临床表现为心率加快、血压增高继而出现血压降低,吐泡沫痰是比较典型的早期表现,出现恶心、呕吐、头痛、视物模糊、躁动,水中毒进一步发展可出现肺水肿、代谢性酸中毒、心衰、休克,最终可以导致死亡。

术后应严密观察患者生命体征,特别当手术困难、时间长者的进、出液体量相差800ml 以上时,应作血电解质分析,以助诊断。

【治疗原则】

密切监护生命体征,抗心衰,防治肺水肿、脑水肿,确保脑供氧,纠正电解质及酸碱平衡紊乱。具体为:①立即停止宫腔操作,密切监测患者的体温、脉搏、呼吸、心率、尿量、神志及血电解质,发生代谢性酸中毒时,监测血 pH 值。②静脉注射呋塞米 40~100mg 防治急性心衰、地塞米松稳定细胞膜,减少毛细血管通透性,减轻脑水肿。③出现肺水肿时立即气管插管呼吸机呼气末正压通气(PEEP)、清除呼吸道内渗出液,保持呼吸道通畅,减轻肺水肿。④同时应注意纠正电解质紊乱如低钠血症及代谢性酸中毒等,并同时补充钾离子;忌快速补钠、高浓度静脉补钠,在低钠血症急性期血钠每小时提高 1~2mmol/L 即可缓解症状,24 小时内血浆渗透量浓度不可超过 12mmol/L;通常不必使用高盐溶液纠正低钠血症,补充生理盐水极为有效,使血钠水平维持在 130mmol/L 即可。

【预防】

①尽可能缩短膨宫时间,手术时间最好不超过 30 分钟;②尽量使用 0.9% 生理盐水溶液为膨宫液;③灌流压力≤100mmHg 或低于平均动脉压;④切除肌层组织厚度小于3~4mm;⑤膨宫系统的出水管连接负压吸引;⑥术中密切监测膨宫液入量及出量,当估计膨宫液吸收超过 1500ml 时可预防性应用利尿剂。

(三) 气栓(空气及 CO_2 气)

【概述】

VAE 是宫腔镜手术中严重、罕见且致命的并发症,发病机制为:空气随静脉血流进入右心后,由于心脏搏动,将空气和心脏内的血液"搅拌"形成大量泡沫,泡沫阻塞肺动脉的血流通道,阻碍血流,致使循环中断,肺动脉压上升,呼气末 CO_2 压力下降。肺小动脉血液被气泡取代,气体交换减少,肺内动静脉吻合支大量开放,动静脉短路加重缺氧。由于右心压力升高程度高于左心,最后循环衰竭,心搏骤停。

【临床表现】

很少发生,但也有死亡报道。宫壁静脉开放,空气可进入。症状与进入量、气泡大小、患者体位等有关。可表现为心血管及呼吸系统症状、心动过缓、血压下降、血 O_2 饱和度下降(发绀)、意识丧失及心跳停止。

【治疗原则】

一旦发生气体栓塞,患者的生命体征会受到严重影响。立即阻止气体进入,取头低臀高位,并转为左侧卧位。100% 正压吸氧,气管插管,放置中心静脉压导管,如有心肺功能衰竭征象需立即进行心肺复苏、胸外按压,恢复心室功能,并注入大量生理盐水,促进血液循环。如一切措施失败可剖胸直接按摩心脏及抽出气栓,及时送高压氧舱治疗。

【预防】

1. 尽量避免选择气体作为膨宫介质。

2. 进入宫腔之前必须排净灌注管中的空气,密切观察膨宫液,避免走空。操作过程中尽量避免头低臀高位以利所产生的气体由宫颈口带出。

3. 术中选择有效的最小膨宫压力。

4. 尽量减少血管创面的暴露。

第十章 女性计划生育手术严重并发症

第一节 休 克

在各种节育手术引起的急重并发症中,常常并发休克,如果不能及时而正确地急救,常会危及受术者的生命。因此,每一位计划生育医师必须掌握节育手术并发症所引起各类休克的病因、诊断和急救综合疗法,以确保受术者的安全。

【病因与分类】

1. **低血容量性休克** 见于各类节育手术所引起的急性出血。

2. **感染性休克** 节育手术中或术后并发严重的感染。

3. **神经性休克** 多见于人工流产综合反应,由于迷走神经过度紧张所致。

4. **创伤性休克** 由节育手术过程中所造成的子宫破裂或子宫穿孔等损伤均为创伤性休克,但此类休克常同时伴有出血性休克因素。

5. **过敏性休克** 应用天花粉、依沙吖啶、宫缩剂等引起的过敏反应。

6. **羊水栓塞性休克** 此种休克由两种因素造成,一种是由于肺动脉栓塞和高压,回心血量减少,左心室排出量减少所致;另一种原因是羊水中有形物质作为抗原所引起过敏反应所致。

【分期】

按休克的病理生理发展过程,休克可分为四个时期:

1. **休克前期** 机体内出现有效循环量的绝对或相对的不足,临床上出现短暂的血压下降。此期时间甚短,临床上不易见到。

2. **休克代偿期** 是机体对休克的保护性代偿过程。由于低血压刺激血管内感受器,使交感神经-肾上腺活动处于兴奋状态,去甲肾上腺素等儿茶酚胺类的血管活性物质释放,使血压暂时回升,以维持机体重要器官(心、脑、肾等)的血液供应。

3. **休克失代偿期** 是休克发展的一个重要阶段,也是临床征象最明显的时期,抢救及时可以恢复;急救不当或拖延,可继续发展为不可逆性休克。根据病理生理变化的程度、先后及临床表现,可分为三个阶段或称 II 期 III 度(表 10-1):

(1)休克失代偿期的早期:临床上除休克的全身性征象外,突出表现为低血压,但尚无明显代谢障碍和酸中毒,是急救休克的最好时机。

(2)休克失代偿期的中期:进入此期的标志是出现代谢障碍、酸中毒。

(3)休克失代偿期的晚期:亦称难治期,进入此期的标志是出现 DIC。

134

4. **休克的不可逆期** 临床上出现各种重要器官（心、肾、脑、肺、肝等）功能衰竭，最后导致死亡。

表 10-1 休克的临床分期

分期	程度	神志	口渴	肤色	皮温	脉搏	血压	体表血管	尿量
休克代偿期	轻度（早期）	神清精神紧张	口干	苍白	正常或发凉	<100 次/分，尚有力	收缩压正常或升高，舒张压升高，脉压缩小	正常	正常
休克失代偿期	中度（休克期）	神尚清、表情淡漠	很口渴	苍白、肢端发绀	发冷	100～120 次/分，脉细数	收缩压为 90～70mmHg，脉压小，<20mmHg	表浅静脉塌陷，毛细血管充盈迟缓	尿少
	重度（晚期）	意识模糊甚至昏迷	非常口渴或无主述	显著苍白肢端发绀可有花斑	厥冷，肢端更明显	速而细弱，或摸不清	收缩压在 70mmHg 以下或测不到	毛细血管充盈非常迟缓，表浅静脉塌陷	尿少或无尿

【诊断】

1. **临床症状与体征**

（1）意识状态：休克早期患者仍清醒，可表现精神紧张、烦躁不安、恐惧感；进一步由于脑缺血、乏氧，休克可表现反应迟钝，表情淡漠、神志模糊，甚至昏迷。

（2）皮肤：冷汗、发绀、斑状阴影、四肢末端湿凉。

（3）心率与脉搏：心率快、心音弱、脉搏细弱而频速，甚至触不清脉搏。

（4）血压与脉压：血压下降至 12/8kPa（90/60mmHg）或以下；脉压下降至 2.7kPa（20mmHg）或以下；原有高血压者收缩压降低 4kPa（30mmHg）或以上，并有脉率频数。

（5）呼吸：早期休克加深出现酸中毒后，可表现酸中毒性的大呼吸；休克晚期由于脑缺血、缺氧、脑水肿、脑疝及呼吸中枢等损害，可表现呼吸障碍（点头样呼吸、呼吸不规则、呼吸减慢）。

（6）口渴：血容量不足及血容量减少后所引起的丘脑口渴中枢兴奋所致。

（7）尿量：常每小时少于 20ml。

（8）指甲皱微循环：不良。

（9）眼底：早期小动脉痉挛，晚期血流瘀滞、水肿或出血。

2. **辅助检查**

（1）血常规：对失血性和感染性休克的诊断均有重要意义。失血时，可出现贫血象。动态检测血常规，可随时了解失血和贫血的程度及纠正的状况。感染时白细胞增高、核左移、中性粒细胞增高，并可出现中毒颗粒等。

（2）血生化：测定血清钾、钠、氯，可了解有无电解质紊乱。休克时常伴有低钠、低氯和高血钾。测定尿素氮（BUN）可了解肾功能状态，当出现肾功能障碍时，血肌酐和 BUN 增高。

（3）血气分析：可测定氧分压、二氧化碳分压、二氧化碳结合力、血 pH 值等，以判断休克时有无酸中毒、碱中毒。正常 CO_2 结合力为 $22\sim31$mmHg($50\%\sim60\%$ 容积),如 CO_2 结合力明显下降即提示有酸中毒存在。在无血气分析的条件下,动态测定血中 CO_2 结合力既可了解有无酸中毒,又可评价纠正酸中毒的效果,对诊断与评估转归具有重要的价值。

(4)凝血功能:可协助诊断休克时有无 DIC 存在与变化。一般应检测血小板、凝血时间、凝血酶原时间、纤维蛋白原定量、D-二聚体、纤维蛋白降解产物等。通过动态检测,评估治疗效果,调整用药等。

(5)细菌培养:进行宫腔分泌物,腹腔穿刺液或脓性液体细菌培养和药敏试验。如血培养阳性,即可确诊菌血症或败血症。并可根据细菌培养和抗生素敏感试验结果,选择敏感抗生素,联合并足量治疗。

(6)中心静脉压(CVP):主要反映大静脉及右心房室的充盈压,是了解患者心功能状况的一项指标,也是补液量和补液速度监测指标。正常值为 $0.79\sim1.12$kPa($8\sim$ 12cmH_2O)。如偏低者(<5cmH_2O),常提示血容量不足或静脉回流障碍;如偏高(CVP > 15cmH_2O),需要关注:一是血容量已补足或过量,需控制输液量或暂时停补;二是说明心功能不全,需用强心药。但 CVP 常不能很好地反映左心房室的充盈压,在创伤或感染性休克时,早期中心静脉压可不升高或稍低,但左心室的充盈压已升高,此时如加速补液常可诱发肺水肿。因此,在感染性休克患者应慎用中心静脉压。

(7)心电图监测及 X 线检查:可了解休克过程中心肺功能的改变及预后,有无并发心肌损害、肺水肿及其程度,观察水电解质平衡等以指导临床治疗,必要时可床头动态监测。在病情发展过程中,应重复对比检查和动态观察。

【鉴别诊断】

各种休克的鉴别,见表 10-2。

表 10-2 各种休克的鉴别

	低血容量性休克	心源性休克	感染性休克	神经性休克	过敏性休克
病因	体液、功能性细胞外液丧失	心脏疾患、胸外伤	重症感染	惊愕、疼痛、脊椎麻醉	药物、羊水栓塞
心率	↑	↓或↑或不齐	↑	↓或↑	↑或↓
血压	↓	↓	↓	↓	↓
中心静脉压	↓	↑	↑	↓	↓或↑①
心搏出量	↑	↓	↑或→或↓	↓	↓
末梢循环阻力	↓	↑或→	↓	↓	↓
末梢皮肤温度	↓	↓	↑或↓	↓	↓或↑
血细胞比容	↓②或↑③	→或↑	→	→	→
动脉血氧分压	↓	↓	↓	↓	↓
尿量	↓	↓	↓或↑	↓	↓

注:①气道阻塞严重时;②出血时;③脱水时

【休克的急救】

抢救组织与治疗计划:对于重症休克(特别是需要较长时间救治的感染中毒性休克),医护人员要组成抢救组,专人特护,严密观察,精心治疗,这对于抢救重度休克患者是十分重要的。抢救组人员要根据休克的原因、程度、有无并发症和化验结果,拟定抢救计划。

1. **病因处理**　节育手术并发症造成休克的原因可分为出血、损伤、感染、神经性、过敏性等。在采取综合疗法抢救休克的同时,原因治疗则是极为重要的一环。如出血引起的失血性休克,应及时控制出血和补充血容量;损伤引起的休克,在补充血容量过程中尽快采取手术缝合、修补或切除等治疗;感染性休克则应选用细菌敏感性较强的大量抗生素控制感染,消除毒素对机体的影响及时做好感染灶的清除或引流等;过敏性休克则应采用正压吸氧、大量激素、抗过敏药物、升压药和改善肺循环等。休克救治流程见图 10-1。

2. **休克的综合疗法**

(1)一般疗法:

1)患者的下肢抬高 15°~20°体位,头和躯干各抬高 20°~30°体位:下肢稍抬高有利于静脉回流,增加回心血量,头部躯干稍抬高有利于呼吸,目前认为这是较合理的体位。另外也可取平卧位。

2)安静、保温:对失血性休克,在无禁忌的情况下,可让患者饮用热糖水。

3)保持呼吸道通畅:特别是对意识不清的休克患者,要及时吸净呼吸道的分泌物。

4)给氧:休克主要是由于组织灌注不足而缺氧,如能增加血液中的含氧量对改善组织缺氧状态是有益处的。除一般吸氧外,有条件可采用高压氧治疗。

(2)补充血容量—扩容:

1)输血:全血有维持渗透压、带氧、抗体、杀菌、补偿凝血因子、供应营养物质等生理功能。输血以恢复血液循环中的有效循环量,有利于微循环的灌注,改善组织的缺氧状态,因此治疗休克(特别是出血性和损伤伴有内出血)时,占有非常重要的地位。对于节育手术引起的失血性或损伤性休克有条件应尽早输血,这样有利于有效循环量的恢复,微循环的灌注,并防止休克的发展。

2)补液:是抢救每一个休克患者所不可缺少的措施之一。补充的胶体、晶体和水分,可根据动脉压和 CVP 两个参数做综合分析,判断其异常的原因,做出相应的处理(表10-3)。常用的液体有:①右旋糖酐:低分子右旋糖酐(分子量 4 万左右)有扩充血容量、降低血液黏稠度、解除红细胞聚集、疏通毛细血管、改善微循环等作用,是最常用的胶体溶液。一般用量为 500~1000ml。在暂无低分子右旋糖酐时,为维持有效循环量和血压,可使用中分子(分子量 7 万左右)右旋糖酐,常用量亦为 500~1000ml。一般不要超过 1000ml 为宜。②羟乙基淀粉 130/0.4 氯化钠注射液(万汶):目前已成为所有人工胶体液中最安全的药物。初始量为 10~20ml,缓慢输入,注意可能发生的过敏反应,每天最大剂量按体重 50ml/kg 计算。③聚明胶肽注射液:分子量 27 500~39 500,渗透压与血浆相等,可保持血管内液与组织间液的平衡,不引起组织脱水及肺水肿,维持血容量和提升血压。可导致血液稀释,降低血液黏度,从而改善微循环。静脉滴注速度为500ml/h。一次用量500~1000ml,每天最高量2500ml。④生理盐水或乳酸钠林格液:是补充电解质、恢复细胞外液的晶体溶液,也可暂时维持血循环容量。⑤葡萄糖液:为补充水分和能量的溶液,常用10%或5%葡萄糖液。高渗葡萄糖20%~50%葡萄糖溶液也能暂时维持循环血容量和提高血压,是急救中常用的高渗液体之一,但早期使用高渗溶液与使用等渗的晶体溶液相比,并不能改善预后。

3)血代(haemaccel):血代是一种主要用于低血容量性休克的血浆代用品,其渗透压、黏稠度和pH值均与血浆相同。是由牛的运动胶制成的一种多肽产物,有效成分是血脉素(polygeline)。

主要应用于出血、感染及水电解质失调等;在神经性休克(如剧痛等)、血管性休克(过敏反应等)时不主张使用。

表 10-3　中心静脉压与补液的关系

CVP	血压	原因	处置原则
低	低	血容量严重不足	充分补液
低	正常	血容量不足	适当补液
高	低	心功能不全或血容量相对过多	给强心药,纠正酸中毒
高	正常	容量血管过度收缩	舒张血管
正常	低	心功能不全或血容量不足	补液试验*

注:*补液试验:取等渗盐水250ml,于5~10分钟内经静脉滴入。如BP升高而CVP不变,提示血容量不足;如BP不变而CVP升高3~5cm,则提示存在心功能不全

(3)血管活性药的应用:微循环灌注量主要是靠血管活性物质来调节和控制。除小动脉和微动脉有交感神经纤维分布外,微循环其余的平滑肌张力主要是受血管活性物质影响。因此,根据休克的不同原因、时期和状态,合理地选用血管活性药物,是有利于休克的治疗。

1)血管收缩药:在抢救休克中采用的血管收缩药有去甲肾上腺素、苯肾上腺素、间羟胺、血管紧张素等。①去甲肾上腺素:常用浓度1~2mg溶于5%~10%的葡萄糖液250~500ml中静脉滴注;②去氧肾上腺素(新福林):常用浓度10~20mg溶于葡萄糖液200ml内缓慢静滴,应急用药可一次10mg肌注;③间羟胺(阿拉明):常用剂量为10~20mg,溶于5%~10%葡萄糖液500ml中静点;④血管紧张素Ⅱ(增压素):常用浓度0.2%~0.5%,溶于葡萄糖液中静点。

上述血管收缩药,各有优缺点,前三种较为常用或并用。在抢救休克过程中(特别是轻度、中度的早期休克),如在补充血容量基础上合理选用,根据血压精心调整浓度,严密观察反应和效果,血管收缩药也有一定疗效的。

2)血管扩张药:常用有多巴胺、酚妥拉明、异丙肾上腺素、阿托品和冬眠药等。①多巴胺(儿茶酚乙胺)常用剂量20~40mg,溶于葡萄糖液250~500ml内静点,每分钟滴入量约75~100μg,并可根据反应的情况增减滴入量。②酚妥拉明(苄胺唑啉):常用剂量

5~10mg 或按每千克体重 0.1~0.5mg 计算,稀释于 5% 或 10% 葡萄糖溶液 250ml 中,以每分钟进入 0.2~0.3ml 的速度静脉滴注。③异丙肾上腺素:常用方法是异丙肾上腺素 1mg,溶于 5%~10% 葡萄糖液 200ml 中静脉滴注,每分钟滴入 1~2μg 为宜。当心率每分钟超过 130 次以上,不宜使用本药。④阿托品:治疗感染中毒性休克的常用量每次每千克体重 0.03~0.05mg,每隔 10~15 分钟,静脉注射或肌注一次。用药后要严密观察,反应良好时可出现皮肤、颜面和口唇潮红,四肢转温,血压回升等。然后可酌情减量或延长用药间隔的时间,乃至逐渐停药。⑤冬眠药:常用的冬眠药是冬眠 1 号(含哌替啶 100mg 氯丙嗪和异丙嗪各 50mg),用法是全量或半量加入 10% 葡萄糖液 500ml(或加入血液 400~500ml 中)静脉滴注,或半量肌注。用药后要严格观察血压、脉搏和呼吸状态。当患者已出现呼吸障碍时,应慎用。

(4)纠正酸中毒:休克发生一段时间后,由于组织乏氧和无氧代谢的结果,血中二氧化碳及碳酸氢根的含量降低,乳酸和丙酮酸等酸类增加,形成代谢性酸中毒。如不及时纠正,既加重休克,又不利于血管活性药的效应。纠正酸中毒常用药物有三种:

1)5% 碳酸氢钠溶液:静脉滴注,急需时可直接静脉推注。首次用量 100~250ml,或可按每千克体重 5ml 计算,补充后可提高二氧化碳结合力 10 容积% 左右,4~6 小时后,还可酌情补充。

2)乳酸钠溶液:一般常用为 11.2% 乳酸钠溶液,稀释成 1/6 克分子溶液后静脉滴注,急需时可不稀释直接静注。首次补入量可按每千克体重 3ml 计算,补充后可提高二氧化碳结合力 10 容积% 左右。4~6 小时后可再酌情补充。必须注意的是,纠正酸中毒使 CO_2 结合力回升到正常范围后,仍需注意观察,只要休克未恢复,酸中毒可继续反复发生,纠正酸中毒也必须继续进行。

(5)激素的应用:

1)肾上腺皮质激素:常用于感染性休克、过敏性休克、羊水栓塞性休克。多用地塞米松每天 20mg 静脉滴注。或每次静点氢化可的松或琥珀可的松 100~300mg,每天剂量可达 1000mg。

一般认为,应用肾上腺皮质激素可改善微循环,促进心肌收缩力,降低外围血管阻力,并可稳定溶酶体,减少细胞内溶酶的释放,从而提高休克患者的生存率。

2)睾丸激素与蛋白同化激素:休克并发肾功能障碍血中尿素氮增高时,使用丙酸睾丸酮(每天 50mg)或苯丙酸诺龙(每次肌注 25mg,每周一次),以促进蛋白质合成。

(6)强心剂:休克伴有心力衰竭和休克伴有心动过速者,常并用强心药,以维持心脏功能,常用有两种:

1)毛花苷丙:使用方法是,首先剂量 0.4mg,以 10% 或 20% 葡萄糖液 20ml 稀释后缓慢静注或 5~8 分钟内静脉滴入。4~6 小时后酌情再给 0.2~0.4mg。对心力衰竭者 24 小时内达到饱和量,而后改为维持量使用。

2)毒毛旋花子素 K:主用于心衰伴心率慢者。首次 0.25mg,以 10%~20% 葡萄糖稀释 20ml 缓慢静注,或 5~8 分钟内静脉滴注。4~6 小时后,可酌情再用 0.125~0.25mg,每天用量不超过 0.75mg。

休克伴有心功能不全时,补充血容量后血压仍不见回升,心率和脉搏也不见减慢。这时,如合理选用强心药后,可使血压回升,心率和脉搏减慢,有利于休克的治疗。

(7)利尿药:对休克伴有肾功能不全、脑水肿和肺水肿患者,可应用利尿药治疗。过去多用利尿合剂,近年多用甘露醇、山梨醇和呋塞米。用药得当,对纠正休克并发症和休克的治疗都是有益的。相反,用药不当,会促进并发症加重,不利于休克的治疗。常用法如下:

1)20%甘露醇:每次250ml,静注或静点。4~6小时后,酌情可再用250ml。一般每天常用量为200~500ml。

2)25%山梨醇:用法用量同甘露醇,利尿效果不如甘露醇。

3)呋塞米(呋喃苯胺酸):每次20~40mg,静注或肌注。4~6小时后可酌情使用。

4)利尿酸:每次25mg,用20%~25%葡萄糖溶液20ml稀释后缓慢静脉注射。

应用甘露醇或呋塞米后,尿量无改善者,表明已发生肾功能损害。在继续治疗中,应采取限制体液疗法。凡肾脏功能无明显损害时,甘露醇与呋塞米的利尿效果是良好的。

(8)弥散性血管内凝血(DIC)的治疗:治疗原则一是去因;二是积极抗休克;三是按顺序先抗凝→抗纤溶→促凝,正确使用特效药物;四是保持重要器官的全身支持、对症等综合疗法(详见相关章节)。

(9)中枢兴奋药:对应用中枢兴奋药有两种看法。一种认为,中枢兴奋药物增加缺氧状态的神经系统的代谢,加重乏氧程度,有害神经细胞。因此认为治疗休克时实用价值不大或没有实用价值,不主张使用。另一种看法是,休克患者往往中枢兴奋性低下,特别是延脑的生命中枢。由于中枢兴奋药有兴奋呼吸中枢的作用,为维持休克患者的呼吸功能,主张临床上使用。

1)可拉明(尼可刹米)注射剂:每次肌注0.375~0.5g,病情危重时可静脉注射,或静脉滴入。一般每2~4小时一次,必要时30分钟后重复注射。

2)山梗茶碱(洛贝林)注射剂:每次肌注3~10mg,病情危重时可作静脉注射。一般每2~4小时一次,必要时每30分钟可重复注射,亦可静脉滴入。

3)回苏灵注射剂:对呼吸中枢有较强的兴奋作用,每次肌注8mg,亦可静注或静点。一般每2~4小时一次,必要时30分钟后重复注射。

4)氧化樟脑:每次肌注15~30mg,皮下或肌注。必要时可静注。一般与其他呼吸中枢兴奋药交替使用。

(10)纠正电解质紊乱:在治疗休克过程中,要根据临床与生化检验结果,注意纠正电解质紊乱,使其水及电解质达到平衡状态。特别要注意钾离子的平衡,休克时间较长者也要注意钠、氯、钙、镁离子的调整。

(11)能量合剂与维生素的应用:能量合剂包括三磷酸腺苷、辅酶A、细胞色素C、胰岛素、氯化钾和高渗葡萄糖液等。或能量合剂加入维生素C和维生素B$_6$。此外,对休克时间较长的患者,还要注意营养物质和各种维生素的补充。能量合剂与维生素有助于细胞的代谢与恢复,并补给机体一定的能量。亦可酌用氨基酸、脂肪乳注射液补充营养。

对有的患者在治疗过程中是有利于机体的恢复的。

（12）对症与临危的处理：

1）高热：采用物理方法（酒精浴、冰袋等）及药物降温。

2）呼吸道通畅不良或分泌物阻塞：可行吸引或气管切开；呼吸突然停止，可行人工呼吸，或气管插管人工控制呼吸，有条件可用呼吸机控制与调整呼吸。

3）躁动与抽搐：可酌用镇静、地西泮和抗惊厥等药物。

4）过敏：除应用激素类药物外，多采用氯苯那敏10mg或异丙嗪25～50mg肌内注射，也可静脉注射10%的葡萄糖酸钙10～20ml。

5）在出现心动过缓或心房纤颤时，可用利多卡因100mg静脉或心内注射；心跳突停，可行心脏外按摩，心内注射肾上腺素，或心内注射心脏复苏三联针（肾上腺素、异丙基肾上腺素、去甲肾上腺素各1mg的混合剂），或心内注射心脏复苏四联针（三联针加阿托品1mg）。有条件可应用心脏起搏器。必要时，亦可开胸进行直视心脏按摩。

抢救休克，特别是抢救重危休克是复杂的，要付出很艰巨的劳动与代价。在急救过程中，不仅要有高度的责任心，周密的组织计划，精心的观察，还要充分发挥各科室协作的精神，全力以赴进行抢救。这样做可使不少难治性的重危休克得到治愈。否则，一旦休克发展为多重要脏器功能衰竭和不可逆性休克，患者的生命就难以救治（图10-1）。

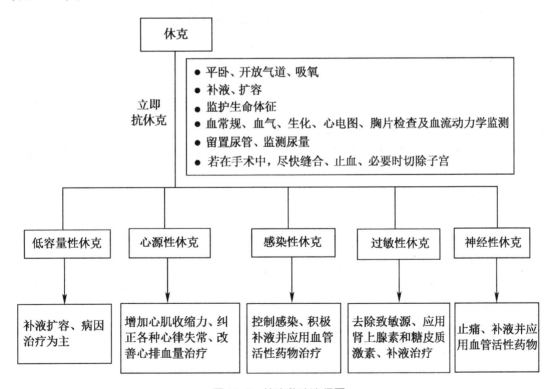

图10-1　休克救治流程图

第二节　弥散性血管内凝血

弥散性血管内凝血(DIC)是由多种原因引起的临床表现。以栓塞、出血、溶血、组织坏死、器官功能衰竭为特点的综合征,亦称血管内凝血-纤维蛋白溶解综合征,是节育手术的严重并发症之一。

【病因】

1. 感染　各种引产过程中所造成的严重感染,是引起 DIC 的主要原因。由于细菌内毒素的作用,使血小板凝集,血管内皮细胞损伤,释放出血小板第Ⅲ因子及组织凝血活素,促使血管内凝血。

2. 羊水栓塞　详见本章羊水栓塞。

3. 胎盘早剥　羊膜腔穿刺术、水囊引产插入水囊等过程中,可引起部分胎盘早期剥离。剥离处的胎盘绒毛和蜕膜组织可释放大量组织凝血活酶,进入母体血液循环,激活凝血系统而发生 DIC。

4. 死胎　在引产过程中,胎儿死亡后较长时间仍未流产,死胎的浸泡产物及退化、变性和坏死的胎盘及蜕膜组织,均有促凝作用。

5. 致敏反应　如天花粉注射后个别人发生抗原抗体反应,形成的抗原抗体复合物可使血小板破裂及毛细血管内皮细胞损伤,激活凝血过程,可导致 DIC。

6. 妊娠 24 周后引产,如同时伴有严重的妊娠高血压疾病,血液呈"高凝状态",亦易诱发 DIC。

【分型与分期】

1. **分型**　根据 DIC 的早晚、急缓可分为三型:

(1)急性型:发病急,常在数小时至 3 天内发生,其主要特征是出血,可于数分钟或数小时内死亡。多见于羊水栓塞、胎盘早期剥离、严重感染及引产时并发休克等。

(2)亚急性型:多在数天至数周内发生,其特征是栓塞症状明显。可见于死胎或过期流产等。

(3)慢性型:数周后缓慢发生,病程长,出血倾向不严重,但高凝状态较明显。可见于妊娠高血压综合征,但此类型临床上较少见。

2. **分期**　根据血液凝固的增高或减低及其纤溶发生的情况分为四期:

(1)高凝血期:此期特点是静脉抽血时,血液凝固性增高,测凝血时间、白陶土部分凝血活酶时间、复钙时间均缩短。此期在急性型 DIC 者持续暂短,常不易被发现;慢性型 DIC 者较为明显。

(2)消耗性低凝血期:此期由于微循环内形成弥散性血管内凝血消耗了大量凝血因子和血小板,因而出现凝血功能障碍。此期特点是出现典型的 DIC 表现。检测出血、凝血时间均延长,血小板减少,凝血酶时间延长,纤维蛋白原减少,3P 试验阴性或阳性。

(3)继发性纤溶亢进期:此期在低凝血期之后,由于血管内凝血,血纤溶系统被激活,造成继发性纤维蛋白溶解。此期特点是严重出血,凝血块不良且易被溶解。除了低凝血期的凝血象改变外,凝血酶凝结时间明显延长,3P 试验阳性或阴性,D-二聚体阳性或显著升高,纤维蛋白降解产物升高。

【诊断要点】

1. **出血**　广泛而严重的出血是 DIC 的主要征象之一,常表现在皮肤和黏膜、创面的出血和渗出。流产后阴道大量流血,血液不凝;皮肤出现片状瘀斑;黏膜出血表现有咯血、呕血、便血、血尿等。

2. **休克**　因全身微循环发生栓塞,回心血量不足,排出量降低,引起低血压、休克。并由于持续出血更加重休克。

3. **栓塞**　可以出现各重要器官栓塞征象:

(1)肺栓塞:表现呼吸困难。

(2)肾栓塞:表现少尿,严重者无尿和肾功能障碍。

(3)胃肠道栓塞:表现腹痛、胃肠道出血。

(4)皮肤栓塞:表现皮下出血、瘀斑,严重者可发生干性坏死。

(5)脑栓塞:表现意识障碍、抽搐、昏迷等,严重时可出现脑水肿、脑疝征象。

(6)肝栓塞:表现肝大、黄疸和肝功障碍等。

4. **溶血**　因微循环血栓形成后,红细胞破坏,出现溶血、贫血和血红蛋白尿。以上为 DIC 的四大征象。

5. **辅助检查**　诊断 DIC 的实验室检查方法多种多样,但主要是反映血管内凝血与继发性纤溶增强两个方面。常用的辅助诊断方法有以下几项:

(1)血小板:动态观察,血小板 $100 \times 10^9/L$ 以下。

(2)凝血时间:延长(试管法)。

(3)凝血酶原时间(PT):延长,超过正常对照 3 秒以上(正常值为 12 ~ 14 秒),或活化部分凝血活酶时间(APTT):延长 10 秒以上。

(4)纤维蛋白原定量:低于正常值,一般低于 1.5g/L,或呈进行性下降。

(5)凝血酶时间(TT):延长,超过正常对照 3 秒钟以上(正常范围 16 ~ 18 秒)。

(6)血浆鱼精蛋白副凝试验:(3P 试验)阳性。

(7)Fi 试验(免疫测定):因血清中纤维蛋白裂解产物(FDP)增多,Fi 试验结果 1:16 倍或 1:16 倍以上。

(8)血清中 FDP 定量:超过 20mg/L。

(9)血片中破碎红细胞:超过 2%。

(10)D-二聚体水平:升高或阳性。

出现临床四大征象中两项以上,实验室指标有三项以上异常,即可确诊 DIC。

【预防】

1. 严格掌握中期妊娠引产的适应证,不管选择哪一种引产方法,都必须遵守无菌操作,防止感染。在引产过程中,对其有感染可疑者应早期应用抗生素。

2. 羊膜腔穿刺一次手术中不宜超过 2 次,穿刺针不宜过粗,以防止羊水栓塞和胎盘早期剥离。操作困难时应借助超声波监导。

3. 对已发生感染,胎盘早剥、前置胎盘、胎儿死亡时间较长等异常情况,应积极正确地处理,不可拖延,并且尽快结束流产。

4. 引产前,应常规检查血象,必要时检查血小板、出血时间、凝血时间等,发现异常者首先应查明原因,积极纠正后再考虑引产。

【处理】

治疗原则一是去因;二是积极抗休克;三是按顺序(抗凝、抗溶、促凝)正确使用特效药物;四是保持重要器官的全身性支持、对症等综合疗法。

1. **去除病因** 消除诱因,防止促凝物质进入母体血液循环,是预防和治疗 DIC 的重要环节。例如应用抗生素控制感染,对胎儿死亡、胎盘早剥等应尽快结束流产,清除宫腔内容物等。结束流产的方法应根据情况而定,有条件在阴道处理时,可采取钳夹、破膜后肢体牵引术等。否则,应采取剖宫取胎术,必要时可进行子宫切除术。

2. **抗休克** 详见休克章节。

3. **治疗 DIC 特殊药物的应用**

(1)抗凝药物——肝素疗法:肝素为一种特殊的抗凝剂,它对凝血过程各个环节均有抑制作用,适用于 DIC 的高凝血期治疗。肝素主要包括普通肝素和低分子量肝素。常用方法:

1)普通肝素:①静脉滴注:一般 12 500U/d 左右,用量不超过 5000U/6h,静脉点滴。但滴注前应先静脉注射 5000U 作为初始剂量。②静脉注射:每次给药 5000 ~ 10 000U,每隔 4 ~ 6 小时;或按体重给药 100U/(kg·4h),用氯化钠注射剂稀释。③深部皮下注射:首次给药 5000 ~ 10 000U,以后每 8 ~ 12 小时注射。每天总量约 12 500 ~ 40 000U。

2)低分子量肝素:与肝素钠相比较少引起血小板减少,出血并发症较少,半衰期较长,生物利用度较高。①静脉滴注:50 ~ 100U/(kg·4h),持续给药,若 4 ~ 8 小时后病情无改善则停用或谨慎继续应用。②静脉注射:用量同静脉滴注,或首次用 5000 ~ 10 000U(以氯化钠注射剂 50 ~ 100ml 稀释),以后按体重 100U/(kg·4h),或根据凝血试验监测结果确定剂量。③深部皮下注射:首次给药 5000 ~ 10 000U,以后每 8 ~ 12 小时根据凝血试验监测结果调整剂量。

以上给药方法,可酌情选用一种。在应用肝素过程中,如发现凝血时间明显延长(超过 30 分钟),并出血征象加重,说明肝素过量,可立即缓慢静注硫酸鱼精蛋白 50mg,以对抗肝素作用。

停用肝素的指征:①临床出血与休克状态好转,血压回升;②消耗性凝血停止,血小板等凝血因子回升。

(2)抗血小板凝聚药物:

1)中分子或低分子右旋糖酐:每天 500 ~ 1000ml,或中分子与低分子各 500ml。

2)双嘧达莫:每天剂量 100 ~ 600mg,分次加入右旋糖酐中静滴为好。

3)阿司匹林:每次 0.25 ~ 0.5g,每天 2 次,口服。

(3)抗纤溶药物:

1)6- 氨基己酸 4～6g,加入 10% 葡萄糖液内静点。

2)抗血纤溶芳酸(对羧基苄胺)0.1～0.2g 加入 10% 葡萄糖液 100～200ml 内静点。

3)凝血酸(止血环酸)0.25～0.5g,加入静脉滴注内,每天可用 1.0g。

以上三种选用 1～2 种即可。

(4)其他止血药物:维生素 K_1、K_3 及中药止血粉、云南白药等均可酌用。

(5)纤维蛋白溶解药:一般不用,但脏器栓塞较重或持久性难治性休克时,可酌情应用,以促使栓子中纤维蛋白溶解。

链激酶用法:首次量 50 万 U。溶于 10% 葡萄糖溶液或生理盐水 100ml,静脉滴注,30 分钟内滴完。其后再将 50 万 U 溶于右旋糖酐 250～500ml 中,静脉滴注。为防止过敏反应可静点加入地塞米松 5～10mg,用药前亦可肌注异丙嗪 25～50mg。

如应用链激酶后,栓塞征象逐渐好转,可酌情停药。如用量较多,用药后导致出血加重,可静点抗纤溶药物(6- 氨基己酸等),以对抗链激酶的纤溶作用。亦可酌用蝮蛇抗栓酶。

4. **输血及血浆制品** 根据患者的出血、贫血状态,可酌情输新鲜血液,冷冻血浆及纤维蛋白原等。输入新鲜全血是抢救 DIC 常用的有效方法之一,尤其是 DIC 后期溶亢阶段,输新鲜血是补充血细胞及凝血物质的重要措施。除输血外亦可输入纤维蛋白原 1～2g 或 2～4g,加入蒸馏水 100～200ml 中静脉滴注。24 小时内给予 8.0～12.0g,可使血浆纤维蛋白原升至 1.0g/L,因纤维蛋白原半衰期较长,一般每 3 天用药一次。有条件可输入新鲜冷冻血浆,每次 10～15ml/kg 或血小板悬液。

5. **全身性综合疗法** 在治疗 DIC 的同时,必须随时注意保护心脏、肾脏等重要器官的功能,预防心肾衰竭,纠正酸中毒,调整离子平衡,补充营养,补充维生素及对症处理等。

第十一章 高危计划生育手术及管理

一、高危手术范围

涉及受术者所具有的病生理特性影响计划生育手术方式、药物种类和剂量的选择，或增加手术操作的难点和并发症发生的几率；计划生育手术方式和用药对原发疾病的产生影响等两方面的因素。例如：

1. 内外科等疾患，尤其合并功能异常。

2. 代谢异常，严重过敏体质。

3. 生殖道畸形或子宫极度倾屈，宫颈发育不良。

4. 疾病或手术导致严重粘连影响子宫的活动度、宫颈的暴露。

5. 严重骨盆畸形或下肢活动受限。

6. 合并盆腔肿瘤；子宫肌瘤或子宫肌腺症导致宫腔变形。

7. 瘢痕子宫。例：子宫损伤史，壁间或黏膜下肌瘤剔除史，宫颈手术及治疗史，剖宫产史，输卵管间质部妊娠切除史等。

8. 年龄 <20 岁。

9. 人工流产病例年龄 ≥40 岁，宫内节育器取出病例 ≥50 岁。

10. 绝经后超过 1 年。

11. 阴道分娩后 3 个月或剖宫产术后 6 个月内。产后哺乳期。

12. 多次人工流产史。或既往人工流产术时术后伴有并发症史。或宫腔镜手术史，尤其是多次宫腔镜操作史。

13. 带器妊娠。宫内节育器异位、断裂、残留等。

14. 手术失败史。

15. 长期服用类固醇激素。

16. 异常妊娠 例：稽留流产、不全流产，胚胎着床异常（宫角妊娠、宫颈妊娠、子宫下部妊娠、剖宫产瘢痕部位妊娠等）或既往伴有产科胎盘附着异常和并发症史，可疑滋养叶细胞疾病。

二、高危手术管理原则

伴有高危手术的受术者潜在或存在较大风险，围术期须加强管理，以利于规避和降低风险的发生。

1. 注意甄别高危因素的存在，进行高危筛查，填写高危因素，并在病历上作出高危标识。

2. 术前需向受术者和有关陪同人员(例如家属等)说明高危因素、手术难度和可能的风险,术者和相关人员签署手术知情同意书。

3. 需要作为重点手术予以重视,安排充足的手术时间,由具有经验的医师承担手术。术后密切观察。门诊手术者必要时观察 2 小时或酌情延长,无异常时方可离院。

4. 疑难高危手术应该在二级以上并具有急救抢救条件和技术力量的医疗服务机构进行。一些门诊病例必要时需要住院处置。

5. 疑难高危手术需进行术前会诊讨论,制订相应的预案,采取相应的措施。

6. 术后落实高效及长效避孕措施。

7. 术后做好随访。

附 录

剖宫产瘢痕妊娠诊治专家共识

【概述】

剖宫产瘢痕妊娠(cesarean scar pregnancy, CSP)是指胚胎着床或部分着床于子宫下段剖宫产瘢痕处,是异位妊娠的一种特殊类型,也是剖宫产术后远期潜在的严重并发症之一。近年来 CSP 发病率迅速增加,诊治不当可能发生大出血、子宫破裂等并发症,严重危害妇女健康甚至威胁生命。临床以早孕期的 CSP 多见,特别是孕 10 周前,故本章仅论述这一特定孕期的 CSP。剖宫产瘢痕妊娠临床诊断主要依据超声检查,治疗原则包括及时终止妊娠并清除病灶、预防出血、保留生育功能、保障生命安全。根据孕周大小、病程长短、胎囊与子宫剖宫产瘢痕处的相关程度、局部血供状态、血 β-hCG 值以及医疗机构的条件等综合考虑选择治疗方案。子宫动脉栓塞(uterus artery embolization, UAE)后清宫是目前较常用的治疗方法。

【诊断要点】

(一)临床表现

1. **病史** 有剖宫产史。

2. **症状** 常无特征性表现,大多数无腹痛,少数为轻微腹痛。约 1/2 患者以阴道出血就诊,阴道出血表现为以下几种不同形式:①停经后阴道出血淋漓不断,出血量不多或似月经样,或突然增多,也可能一开始即为突然大量出血,伴大血块,血压下降,甚至休克。②人工流产术中或术后:表现为手术中大量出血不止,涌泉状甚至难以控制,短时间内出现血压下降甚至休克。也可表现为术后出血持续不断或突然增加。③药物流产后:用药后常无明显组织排出或仅有少量膜样组织排出。药流后阴道出血持续不净或突然增加,行清宫手术时发生大出血。中晚孕期的 CSP 妊娠患者可有子宫下段瘢痕局部疼痛,合并子宫破裂时有突发的剧烈腹痛、晕厥甚至休克,有生命危险。

3. **体征** 早期 CSP 患者缺乏特异性体征。个别患者妇科检查时可发现子宫下段饱满或形态异常,随着妊娠月份的增大可有子宫下段瘢痕局部压痛。一旦发生子宫破裂,可出现腹部压痛、反跳痛、移动性浊音阳性等表现。

(二)辅助检查

1. 超声检查是诊断 CSP 敏感而可靠的方法,经阴道彩色超声最基本和常用。其显像的特点为:①子宫腔与颈管内未见孕囊,在子宫下段见孕囊或不均质包块,与剖宫产瘢痕处部分或全部关系密切;②该处见丰富血流信号,严重者呈"蜂窝状"低阻血流信号；③可出现该处子宫壁外凸、肌层不连续或与膀胱壁间变窄甚至分界结构不清等。超声检查不仅为 CSP 的诊断和鉴别诊断提供可靠的依据，也是治疗和随诊过程中的重要的观察指标。

2. MRI 检查　不做首选检查项目，仅用于疑难病例的进一步确诊及治疗辅助。

3. β-hCG　主要用于三个方面：①帮助选择治疗方案；②评估治疗效果；③鉴别滋养细胞疾病。

4. 组织病理学检查　CSP 子宫全切标本可发现宫腔和宫颈管内没有胚胎，子宫下段增宽且肌层菲薄，被胚胎、胎盘或血块所占据。组织学检查可发现剖宫产瘢痕处肌纤维组织内有滋养层细胞及绒毛结构。

【鉴别诊断】

1. **宫颈妊娠**　临床表现为孕早期有不规则阴道流血，易与 CSP 混淆。妇科检查常见宫颈膨大，且多为不规则。超声波提示孕囊位于宫颈内口下方的宫颈管内，颈管扩张，胎囊或包块周围血流丰富，管壁肌层结构异常、变薄。

2. **不全流产**　临床表现阵发性腹痛伴有阴道出血。妇科检查宫颈外观无异常，可伴有宫颈口松弛。超声提示孕囊位于宫腔下部，但宫腔下部均匀扩张，肌层结构正常，且孕囊周围无血流信号。

3. **滋养细胞疾病**　葡萄胎或绒癌可以位于子宫任何位置。妇科检查子宫均匀增大，早期肌壁结构正常。超声检查见宫腔内呈蜂窝状或落雪状不均质回声团。绒癌较易远处转移，血清 β-hCG 水平异常增高（附表1）。

附表1　CSP 的鉴别诊断

	CSP	宫颈妊娠	不全流产	GTD
剖宫产史	有	可无	可无	可无
病变位置	宫颈内口上方，与子宫前壁下段（瘢痕）关系密切	宫颈内口下方的宫颈管内	宫腔下部	可位于子宫的任何位置
病变与剖宫产瘢痕的关系	位于剖宫产瘢痕处的肌层内	位于瘢痕的下方	无关	无关
彩色超声	血流丰富；与膀胱间隔变薄甚至缺失	血流丰富	胎囊周围无血流	包块血流丰富；血 β-hCG 异常升高；可伴有远处转移灶

【治疗原则】

尽早终止妊娠是关键。清除病灶、预防出血、保留生育功能和保障安全和生活质量是治疗原则。目前主要有以下几种治疗方法：

1. **双侧子宫动脉栓塞术（UAE）后清宫**　CSP 患者在行人工流产时可能会发生不可控制的大出血，压迫止血效果常不满意，需要行双侧子宫动脉栓塞术以控制急性的大量出血。对超声提示胎囊种植部位子宫肌壁血流信号丰富或有大出血倾向的 CSP 病例，在清宫术前 24～48 小时行子宫动脉栓塞术，然后再实施胚胎清除，可以减少大量出血的发生几率，并降低手术的难度和风险。如果在清宫过程中发生子宫瘢痕处破裂，应立即实施修补。目前认为，UAE 可作为一线治疗措施。

2. 子宫瘢痕处病灶切除术或清除术　可采用腹腔镜、经阴道或开腹局部病灶切除术。切开子宫下段，清除妊娠组织，重新缝合修复。宫腔镜下子宫瘢痕处病灶清除术，常需要与 UAE 或腹腔镜联合进行。

3. 子宫次全切除或全子宫切除　这种方法仅在因短时间大出血，为挽救患者生命，限于条件，无其他办法可行而采取的紧急措施。

4. 甲氨蝶呤(MTX)治疗:

（1）全身用药:按体表面积，单次肌注 MTX $50mg/m^2$，一周后监测 $\beta\text{-hCG}$ 下降不满意可重复应用。

（2）局部用药:以 16～20 号穿刺针行胎囊内或局部注射，MTX 剂量为 5～50mg。应用 MTX 后进行血 $\beta\text{-hCG}$ 和超声波动态监测，以评价治疗效果。如血 $\beta\text{-hCG}$ 下降不满意、丰富的低阻血流信号持续存在，需考虑其他治疗方案。现有研究资料显示，由于与手术治疗相比，药物治疗疗程长，疗效不确定，并且在治疗期间随时有大出血、子宫破裂风险，因此多主张手术治疗而非药物保守治疗。

【随访】

CSP 患者治疗后应定期随访血清 $\beta\text{-hCG}$ 和超声检查，直至血清 $\beta\text{-hCG}$ 正常，超声提示病变局部血流信号完全消失且包块趋于缩小。血 hCG 检测正常，子宫恢复正常后，保守治疗的病例建议高效避孕 6 个月，开腹或腹腔镜行病灶清除及缝合术的病例建议高效避孕 2 年。

【预防】

CSP 发病与局部瘢痕处的愈合不良有一定的关系，降低剖宫产率、提高剖宫产缝合技术是预防的关键。其次是促进剖宫产术后妇女的避孕及生殖健康咨询，指导高效及长效避孕措施的落实，保证正常生育间隔，防止产后近期再次妊娠尤其是非意愿妊娠发生的几率。

建立 CSP 的防范风险意识，掌握诊断 CSP 的基本要点，尽早识别、诊断和选择适宜的方法终止妊娠，避免严重并发症。